舞初心

曹金鈴返璞收圓的人生

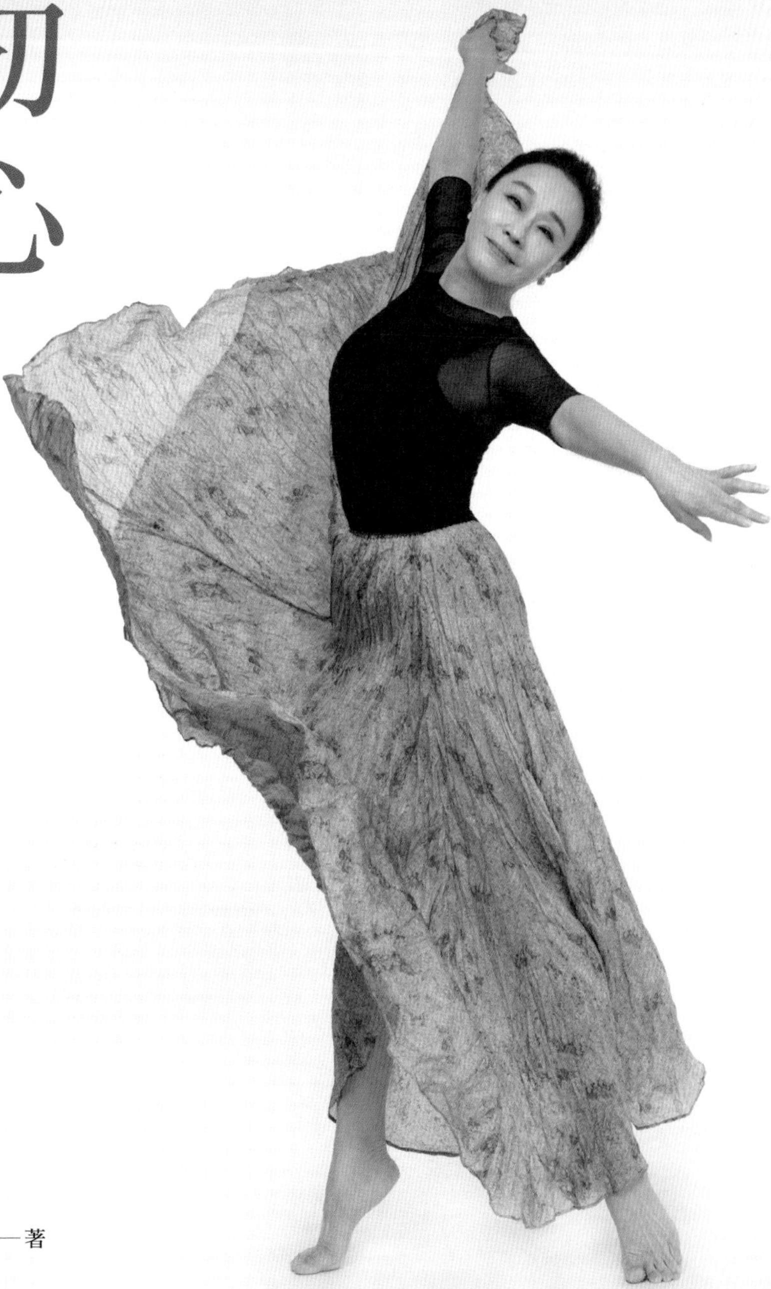

曹金鈴——著

推薦序

回到身體，與生命共舞

徐瑋瑩

圓神出版社請我幫曹金鈴老師的新書寫幾句話，一看到舞蹈前輩的名字，我不假思索在還沒閱讀書稿內容前就答應了下來。身爲臺灣舞蹈史研究者，努力親近前輩、聆聽她們的生命經歷，期待能爲舞蹈史留下些許動人的故事，是我的興趣與目標。然而隨著時光流逝，認識與訪談舞蹈前輩日漸困難，除了世代間生命經驗的差異使同理不那麼容易，要找到前輩們並得到首肯也是項大工程，中間總要透過親師朋友幫忙聯絡才有可能。圓神出版社主動寄了曹老師寫作的書讓我先睹爲快，這眞是個莫大的驚喜啊。

在我研究臺灣舞蹈史的過程，曹金鈴老師的名字曾幾次出現，也因此我隱約知道有這麼一位出色的舞蹈前輩，然而卻不甚清楚前輩的生命歷程與因舞蹈而獲致的人生體悟。透過此書我才赫然發現曹老師在十六歲時參加民族舞蹈比賽以《天女散花》奪得冠軍，且揮舞的超長彩帶刷新當時舞蹈圈的紀錄。而後她到少女們夢寐以求的日本寶塚音樂學校修習表演藝術，一九六〇年代也在臺視播出的國語歌唱綜藝節目「群星會」表演舞蹈。僅就這段歷史即可知曹老師早期是臺灣精緻與大衆化表演藝術中的佼佼者，而其接續的人生更是精采。

曹老師在書中講述她因習舞受傷而被迫停止跳舞，但是透過學習不同風格之舞蹈，生命出現轉機的故事。再次重返舞蹈，她領悟到舞動同生活般，需得放下慣性、傾聽身體、靈活調整。如今她能在收放自如的舞動中再次體悟生命的感動。這樣的舞蹈人生對曾經是舞者的我而言，讀來感同身受。我們本著愛跳舞的心進入舞蹈世界，然而爲了成就舞臺上閃亮的技巧與身影，舞者在訓練過程中身體一次次地被打磨與抛光，淚水和汗水（有時和著血水與瘀青）交織的長久練習，僅能帶來舞臺上幾分鐘的光彩。一般人認爲舞者「應該」是最健康、對身體最敏感，然而在鋼鐵般的訓練過程，舞者有時必須對自己身體無感，才能熬過極度的苦痛。也因此，受傷對舞者而言是家常便飯。可貴的是，曹老師無私地透露她自因傷無法舞動到重拾舞動樂趣的健身養心祕方，這個過程必定給讀者帶來莫大的鼓勵。

本書也是曹老師的自傳，同時有遊記的養分。閱讀過程中，我彷彿陪著前輩一同遊歷她的人生，從年少青春到成熟圓滿，從咬牙奮鬥到隨遇而安。她在書中與讀者分享旅居世界各地的所見、所感、所思，不但生動地介紹世界名勝與各地多彩的舞蹈文化，更藉由學習舞蹈的小故事啓發讀者生命哲學。曹老師的文字一方面像導遊般，輕鬆帶領我們走過世界各地，飽覽名勝與異國文化；一方面更像智者般，藉由身歷各處的不同體驗，分享隨緣、感恩、靈活的處世之道。讀者們在輕鬆閱讀的過程中也一定能領悟曹老師一路走來至今，面對順境逆境的生命滋味、生活妙方。而她感受日常現象的深刻力與包容度，我認爲必有受舞蹈滋養與影響的種子在其中成長。我以爲此書不只是技術性的引導讀者健身養心的技巧，更是一位舞蹈藝術家透過敏銳的身心領受各人生階段洗禮的故事。因爲舞蹈的身體善於觀察自己身心狀態、敏感周遭景物的變化，而能夠細緻體會當下的生命情境，爲自己尋找出路。

此書讓我認識到舞蹈的多面性，與透過肉身體驗世界所獲得的啓發。舞蹈不但有瘦身、塑體的效用，也是肉體生命與意志力的展現。若能以舞動爲中介傾聽自己的身心狀態，透過舞蹈與身體對話、讓身心合一向世界敞開，日常生活將充滿新奇與創意。如此，身體將不再是過生活的工具，而是體驗世界、意義製造的源頭。透過舞動，讓我們將生命的自主權、對世界的敏感度拿回到自我的手上，並重新體驗身心合一、專注寧靜的美好。舞蹈因此是昇華生命境界、體驗生命能量、回歸自我最直接的方法。

曹金鈴老師將其生命故事濃縮在這本書中，整理出舞蹈給人的啓發與感動。她更透過親身實作的成功經驗，結晶出人人可舞的簡單練習，帶領我們回到身體的家，引導我們細緻品味每時每刻舞動身心的感受與感動，以敏感的身心圓滿成就人生之旅。

（本文作者爲表演藝術評論臺駐站評論員）

各界推薦

認識曹老師超過三十五年，舞蹈家和媒體人的友誼之所以恆續，是我們對自己熱愛的理想，都有一份返璞收圓的初心！

曹老師在她的舞動人生中，有藝術家的絢爛，有爲人師表的教化，有遭遇瓶頸的掙扎，七十之始，她以人生中的第五本書告訴我們，一切的過程，不如正面積極的面對自我，重新認識自己的身、心、靈！

我們曾經走過的路，留下的是美好的奮鬥，未來要面對的，是處之泰然，自在樸實的靈魂，祝福我的朋友，初心不變，福慧圓滿！

——前民生報總編輯 陳念慈

非常謝謝曹女士讓我有機會閱讀她的人生，特別欣賞她總是懷著「視生命中的每個時刻爲禮物」的心境，以及「對生命認眞、對失敗坦然」的人生態度，可以說是「自在安老」的最佳典範，也是弘道致力想帶給大家的觀念。

特別推薦這本書想要優雅熟年生活的你。

——弘道老人福利基金會執行長 李若綺

自序

敦煌的天女，舞蹈的初心

從有記憶以來，我就知道舞蹈是我的天命，在我的人生中，總是亦步亦趨、緊密地與我的身心靈相互契合。從六歲開始習舞，不論是哪種舞蹈，我的身體都能自然地跟隨心之所向，產生共鳴、流瀉和諧的韻律，肢體毋須刻意便能與舞蹈完美配合，忠實呈現腦海裡浮現的動作，這是存於ＤＮＡ，渾然天成的天賦，一路上陪伴我成長，豐富我的生命！

我對舞蹈的熱愛就像陽光、空氣和水的存在一樣自然與不可或缺，是無庸置疑的事，舞蹈是我存在的目的，從小到大，是我優游其間的美妙世界、揮灑意念的樂園！

直到十年前，多年來累積的運動傷害讓我全身僵硬，再也無法隨心所欲的舞動，我失去自由運用身體的能力，萬萬沒有想到的是，跳舞竟然成了肢體無力支撐的動作，變成一種負擔。我的生活頓失重心，幾乎無法自處！

在疼痛與傷心無助中，一次因緣際會，我決定移居北京經商並投資房地產，嶄新的領域是全新的嘗試，在專注於生意往來的當下，更分身乏術於復健，脊椎、膝蓋、肩膀韌帶和髖關節等部位的損傷益發嚴重，舞蹈毫無選擇餘地的從我的生活中悄悄退場，隱身於我無暇關照的心靈角落，並在不及察覺中與我漸行漸遠，久而久之終至遺忘！

曾經有一次友人問及我最喜愛的興趣，我竟然脫口而出回答「唱歌」，這個答案讓我極度震撼，有如大夢初醒般，我自問：沒有舞蹈的我還是我嗎？

在過去這十年間，我在異地從頭開始，闖蕩於商場，在與以往截然不同的舞臺上追尋成就感，有許多機會四處旅行，也愛上體驗不同國度的文化撞擊，尤其熱中於探索生命的眞諦，追尋宇宙間至高無上的主宰。

其中敦煌又稱千佛洞的莫高窟，一直是我念茲在茲想要造訪的地點，奇怪的是，這十年來我的足跡遍及中國各地名勝古蹟，也飛越半個地球遊覽歐洲、北美、南美、印度，尤其留學寶塚音樂學校四年的日本也多次重遊，卻一直無緣造訪敦煌。

某天，我又來到北京街上熟悉的書店，爲下一趟旅遊找資料，我的視線無法自拔的停駐在敦煌石窟的扉頁上，內心似乎有一股莫名的電流觸動了什麼……當天我抱回三大本有關敦煌的畫冊，冥冥中，敦煌之旅已箭在弦上，勢在必行！

一抵達敦煌，市中心聳立著一尊巨大的天女雕塑，我赫然想起多年前一次靈修的過程中，一位老師曾經說我的前世是王母娘娘的司舞天女。不論是眞是假，舞蹈之於我，早就有如命定般眞切，是不可否認的機緣，此時終於來到敦煌，隱約中我知道這是一次尋根之旅！

進入一望無際的鳴沙山，再踏入莊嚴肅穆的莫高窟，在諸神衆佛的壁畫與塑像環伺中，我驚訝的發現自己的心境如沐春風，非常平靜自在。當我一眼看見壁畫中不算起眼的天女像時，那舞動的姿態、飛揚的彩帶，我的思緒立刻回到十六歲——那年我爲了參加臺灣省民族舞蹈比賽，自選的舞碼便是《天女散花》……在石窟中，數十年來學舞的點點滴滴，一一在腦海裡回溯重現，我無法形容內心的悸動，彷彿天女召喚著我，要我回到當初跳舞的初心，重新定義舞蹈在生命中的價値。

十年來遺忘了舞蹈在我生命中的分量，有如塵封的「不動」明王，在那一瞬間我幡然覺悟：曾經立誓要跳到生命中最後一刻，曾經幻想自己最終將如電影《紅菱豔》中的芭蕾舞伶，將生命獻給舞蹈的浪漫情節，隱藏在暗不見天日的角落裡，所有記憶中舞蹈帶給我的熱情與感動，全數湧上心頭！

在漫天飛舞的七彩彩帶中，《天女散花》是我學跳芭蕾十年來的第一支民族舞。十六歲時的我未曾想過芭蕾與民族舞的差異，不假思索的選了彩帶舞，只因揮動中的彩帶就像雲彩一樣美麗。身爲梅派（中國四大名伶梅蘭芳）票友的父親爲我找到梅蘭芳在臺唯一嫡系傳人蘇盛軾老師，讓我前往臺灣極負盛名的京劇團「小大鵬」學習《天女散花》。這也是我結識好友郭小莊的起源。

小大鵬裡的學員從小苦練基本功，我半路出家從頭學習京劇身段，光是練習仕女小碎步的優雅移動就讓我大開眼界，我像是發現新大陸一般的全神貫注，滿心歡喜又學得新舞碼，爲了讓舞臺效果更加突出，我突發奇想將彩帶加長。我清楚記得布店老闆因爲我無法明確說出尺寸，只好捲著那捆美麗的布匹一路倒退，直到門邊再也無路可退了，我才覺得夠長，這超長的彩帶創下當時的新紀錄。

在名師指導下，我的第一支民族舞爲我贏得冠軍，但開心之餘，土法煉鋼式的全憑蠻力揮舞超長彩帶，也爲自己帶來極大後遺症，導致後來無法彌補的運動傷害。因爲不當使力與用力過猛造成肩膀韌帶受傷，當年的求好心切造成我的胳臂至今仍軟弱無力，嚴重到連旋開小瓶裝水的瓶蓋都有困難的地步。

從青少女時期開始，運動傷害接連進逼，惡性循環地逐步占據肢體的活動範圍，因爲用錯力付出的昂貴代價我深切地體會過，了解無法自由自在運用身體的痛苦。在這數十年間，我對受傷的身體從起初的驚訝、氣憤、忍耐、悲傷到完全放棄，一直到敦煌的天女讓我找回舞蹈的初心，重新與身體溝通對話，傾聽身體訴說的訊息，我才明瞭原來舞蹈的天賦，其實就是建構在與肢體對話的能力之上，是可以經由練習獲得的。

對於同樣曾經受傷，無法自由運用身體的人、一直用錯力、默默地傷害身體而不自知的人、運動多年卻還是粗腰胖肚，在改善身材上毫無成效的人，或是愛跳舞但舞蹈動作總是少了一點什麼，覺得就是不到位的人……在我步入隨心所欲之年，希望幫助所有人在運用肢體上也能達到隨心所欲的境界，這不但是我回歸舞蹈的初心，也希望藉由舞蹈帶給我的磨練與領悟，讓大家都能了解與身體對話的可貴，並從中得益。

文至於此，由衷的感謝我的父母，是他們提供了一個優渥的學習環境，成就了我，感謝我的恩師彭繼祖老師，在我人生，心情陷於膠著掙扎的處境中，啓發了我面對舞的初心，感謝我的摯友陳念慈爲此書的潤飾，完成了我重新和自己身、心、靈的對話！

人的一生很長，我的朋友們，我們一起健康、自在、圓滿，七十開始，一點也不晚！

目錄 Contents

PART 2

十分鐘身心靈平衡操

PART 3

二十四節氣提醒

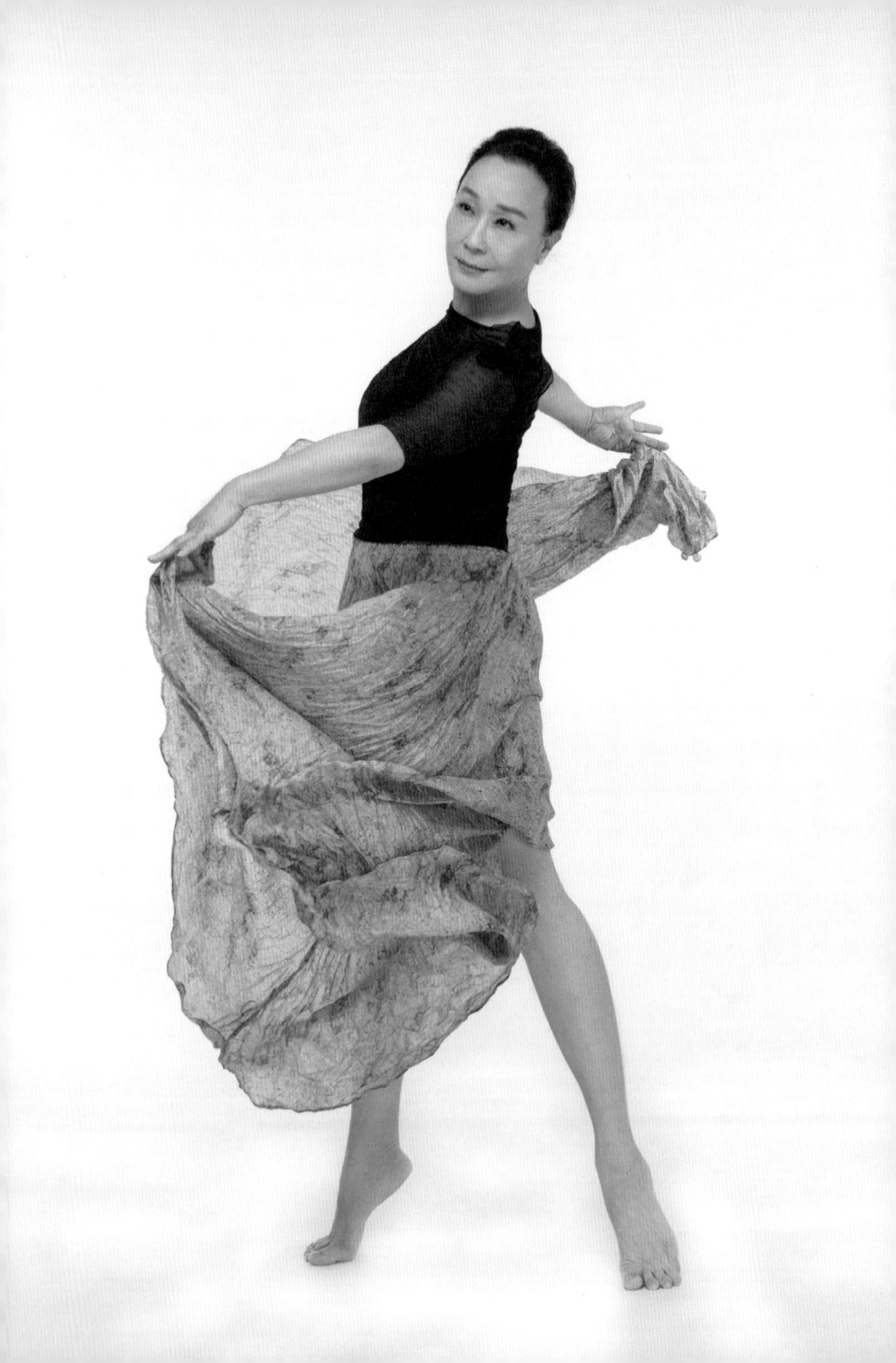

PART 1

返璞收圓的人生體悟

1

隨時都是出發的好時機——上海

調整好自己的身心，
也才能夠做到單獨而不孤單，
獨處而不寂寞。

二〇一六年底，我從北京再次移居上海，重新認識另一個大城市，十多年來，簡單過生活一直是我心之所向，在繁華的上海，我嘗試「大隱隱於市」，將身心靈置於恬淡平靜之中，然後在修行的過程中，透過反觀自照、內省的功課，我重新檢視自己這十年間，放下了舞蹈，肢體變懶散了，精神跟著頹廢了，內心失去重心，將大部分時間用在無意義、無法累積的事物上，內外的消耗很快，加重了身體的負擔，心境也無法得到平靜！

我的修行的老師有一次講課提及《孫子．謀攻》：「知彼知己，百戰不殆。」聽完之後我非常有感觸。在人生的舞臺上，我很清楚自己志不在打敗別人，能夠戰勝自己、超越自己更屬大不易。

多年來因爲運動傷害而停止一生最愛的舞蹈，最終只是不願面對現實的逃避與藉口，如果不能克服盲點，戰勝自己的惰性，讓有限生命過得有意義，豈不是入寶山空手而回，白走這一遭？

戰勝自己第一步是面對自己，我看著鏡中的自己，反映出精、氣、神不佳，十年間增胖了十公斤、筋骨僵硬，即使藉由外力按摩，也只能得到一時的舒緩。

到了一定的年齡之後，身邊很多人身體老化，肢體受限制無法活動自如，造成筋骨僵硬、彎腰駝背、膝蓋關節出狀況、吃不下也難入眠，結果就有更多理由不活動，而我正放縱自己成為其中的一分子！

我想起一個好朋友曾經說過的話：「每一分、每一秒我們都在變老，但是在邁向熟齡的路上，無論如何都應該優雅的老去！」

我希望自己不論活到幾歲，都能夠活得輕鬆快樂，身體不受任何限制，不成為別人的負擔！每個人都應該愛惜自己的身體、保有健康，內心維持自在愉快，必須降低欲念，擁有精神寄託與興趣嗜好。因此，找到一件能夠讓自己專注的事，每天持續進行，從中得到寧靜祥和的心情，並保持身心健康與優雅。這是我想到的解決方案。

蹉跎了十多年的光陰，我想，人生七十才開始，重新出發，或許任何時候都不嫌遲！

首先，我將北京的散步習慣帶到上海，為了延長走路的時間，代步的汽車停在車庫休息的時間變長了。去銀行辦事來回走一萬步、去超市採買走七千步……

多走路，活動筋骨就成了我的日常。

但是，光靠走路不足以達到修飾身材的目的，身體健康之外，結實的身材是看起來年輕、精神煥發的關鍵！

二十歲的年輕女生如果身上一圈圈的肥肉，看起來顯老，同理，如果四十歲的女士保養得當，精神奕奕、體態良好，看起來立刻少十歲，所以，我便展開了消滅贅肉大作戰！

我開始進行了為期一個月的自我測試，將荒廢十年的舞蹈重新納入日常生活中，這也是挑戰自我能不能貫徹執行的恆心。

於是，早上起床的第一件事就是跳舞十分鐘，簡單的擴胸、前彎、抬腿，融入到舞蹈當中，加強柔軟度與全身筋骨的伸展，十分鐘下來，不多不少，微微出汗，通體舒暢。

重新拾回舞蹈，我將自己還原成「一般人」，而非擁有數十年經驗的專業舞者，歸零從頭開始，因此沒有艱深的技巧，也不需要高難度的動作。我選擇安靜的與自己的身體對話，沒有音樂更能專注，每一個動作都將意念帶到肢體的延展當中，每一天都將簡單的動作做得更徹底，更深層一些，僅僅如此，我明確感受到身體的回饋，沉睡的舞蹈細胞一天一天的逐漸甦醒！

從手部動作、上身延展、下肢鍛練，動作和緩，不會太劇烈，十分鐘做到安全的拉筋、些許練到心肺功能，我設計的所有動作相當簡單，每個人都做得到，有站姿也有坐姿，不論幾歲的朋友，肢體受到何種限制，都能找到適合活動身體的方式。

一個月之後，我的精神和氣色變得很好，腰線變明顯，腰圍也變細了，徹底活動手臂淋巴腺之後，蝴蝶袖消失了，每天十分鐘專心的練習，筋骨痠痛的毛病不見了，我不再需要將身體交給別人去按摩，藉由伸展、運動增加了柔軟度與彈性，後來跟我見面的朋友都說我變瘦、變年輕了。

另一個更棒的大改變是，自從舞蹈回歸到例行生活中，我戒除了從年輕至今的壞習慣——熬夜。爲了早上的練習，我早睡早起，更加發現一日之計在於晨，體會到愛惜身體的重要，我的一天是從與身體對話展開，我重新愛上舞蹈帶給我的感受，因爲喜愛，我做到持之以恆，不曾間斷！

一年多來，我持續保持早起舞蹈的習慣。重拾舞蹈，短短十分鐘的練習，找回身體的掌控力，我戰勝自己的惰性，誠實面對自己的藉口，調整好自己的身心，也才能夠做到單獨而不孤單，獨處而不寂寞。

從小我就是個獨立的人，雖然在熱熱鬧鬧、五光十色的演藝圈，但卻一直是個能夠享受獨處的人，不論是不是一個人，我都想要優雅的過生活。

在步入七十大關之際，我發現熟齡並不可怕，最可怕的是失去精神寄託、被老化的肢體限制活動範圍，被迫限縮了生活，變成自己或別人的負擔！

在避免受傷的前提下，找到愛自己的理由，讓人保有恆心和毅力堅持下去。我愛惜自己所以堅持要活得優雅，更希望將我的方法分享給大家，這個想法賦予我嶄新的再出發意義，讓我的信念更堅定，心態更積極。

在邁入七字頭的歲數，面臨了許多不同面向的「極限」，生命、職場、老化，人生的高峰或許已經過去，隨著身體的衰弱加速，時不我予的孤獨感不時湧現……但我曾經看過一篇文章將「孤獨」二字重新詮釋：依照說文解字，「孤獨」

裡面有小孩、瓜果、走獸與蟲子，其實熱鬧非凡，或許換個想法，我們思考事物的方式便大不同，獨自一人也可以很有趣！

培養一個每天必做的嗜好或興趣，可以是畫畫、寫書法、唱歌……任何活動都可以，我喜歡舞蹈，因爲舞蹈存在於我的DNA，我爲跳舞而生，它帶給我無比的快樂與寧靜，更棒的是當我在跳舞時，還可以同時活動全身筋骨，有益身體健康，帶來好身材！

被稱爲「敦煌的女兒」的敦煌研究院名譽院長樊錦詩，在北大歷史系考古學畢業後，從二十五歲起至今八十歲，大半人生都爲保護莫高窟的文物而努力。

她將敦煌莫高窟、敦煌研究院當成自己的家，不畏環境惡劣，致力於敦煌文物的保存與數位化，做到三十個經典洞窟、四．五萬平方公尺壁畫的高清數位化內容，並向全球發布，網站更有全景漫遊體驗服務，大家可以通過全屏影像技術看到整個石窟的全景。

對於深受敦煌啓發的我來說，樊錦詩的執著與理想，讓我深深感動。

樊錦詩曾說：「人這一輩子能做自己喜歡的事情，還能做出一點事，這輩子就算沒白活！」這也正是我努力的目標！

2

踽踽獨行一旅人

即使不知道還要走多遠，他依然會努力往前走，忍耐著寂寞、孤獨與無助，他一定做得到。

舞蹈、旅遊、閱讀和電影在我的人生中占著極爲重要的分量。一個動作、一段歷史、幾句對白或一個眼神，身在其中或融入想像，就能觸動心靈，帶給我感動與啓發！

最近重看了三十年前的舊片，如史詩般的金獎經典電影《教會》（The Mission），讓我感觸良多。勞勃狄尼洛和傑若米艾恩斯飾演十八世紀的耶穌會修士，深入南美叢林傳教，卻捲入西班牙與葡萄牙霸權間殖民當地的利益衝突。

片中令人驚豔的絕美場景、配樂與完美堆疊呼應的劇情，讓我再三回味，電影取景之地，是我曾經留下足跡的巴西，在我四十三歲脫離婚姻枷鎖的那一年，巴西之旅帶給我許多層面的心靈撞擊。

《教會》展現南美洲大山大水的磅礡宏偉，一如傳教士的悲憫情懷，爲了傳教，寧可犧牲性命，也要前仆後繼地前往原始部落的故事，而人類渺小的剪影在奔馳而下的瀑布洪流中，仍有著堅毅的意志力，著實令我動容。我尤其喜愛《教會》中悠揚的電影配樂，相得益彰地烘托出人性的大愛。

其中修士在溪邊吹奏雙簧管，印地安原住民受到美妙樂音吸引，不自覺放下手中緊握的弓箭，敵意與歧見在如天籟般的歌聲與旋律中消弭於無形，藝術的確是最貼近心靈，可以超越世俗的一切！但是貪婪人性與巨大利益帶來的殺戮，讓純粹的善念只能選擇阿 Q 式以肉身抵擋火藥的方法，將不死的精神透過悲壯的情節傳承下去。

隱身在南美叢林深處的印地安人與世隔絕，卻不斷被外界侵擾，危害原始居住地，但他們歷經數代的迫害，面臨種族滅絕命運，仍堅強的存活下來，也讓我體會到生命的韌性。

因爲個性不合，四十三歲那年我結束了五年短暫的婚姻生活。生來就是渴望自由的靈魂，無法被婚姻束縛，我從在別人眼中被視爲天堂的夏威夷毅然離開，終於能夠呼吸屬於自我的空氣。心情在長期壓抑下尋求鬆綁，並抱著沉澱的心情前往陌生的國度，只想在散心途中找到一絲平靜，因此並沒有太多計畫與期待。但從多次的旅遊經驗裡，我每每發現隨遇而安的行腳，總是能夠從中得到意料之外的收穫。

我踏上超過三十小時的旅程前往巴西，拜訪友人，他在聖保羅近郊的愉港經商十分成功。

在友人熱情的接待下，他開車帶我遊覽巴西、阿根廷邊界的聯合國世界自然遺產——著名的伊瓜蘇瀑布，與東非維多利亞瀑布及美加邊境的尼加拉瀑布並稱世界三大瀑布，如果有機會前往南美，這是必遊景點。伊瓜蘇瀑布由兩百七十五個瀑布群所組成，是世界上最寬的瀑布（寬達四公里），比尼加拉瀑布還寬四倍之多。

還沒見到瀑布全貌，單單隔著水霧，就先被驚心動魄的轟隆水聲震懾住，馬蹄型的飛瀑群展現在我的面前，毫不遲疑地從八十公尺的高處墜下，雪白的簾幕在綠葉與岩層之間迸發出生生不息的能量！我讚嘆它的氣勢，敬畏它的力量！像是激流也沖洗過我的內心一般，帶我遠離繁瑣的雜念與塵埃陰影，還我如重生般的自在。

重看《教會》開頭大飛瀑的場面，彷彿重新沉浸於伊瓜蘇有如聖靈般的洗滌中，當傳教士攀山越嶺抵達原始部落、葬身瀑布群之下，當年親眼目睹的景象再一次撼動我。許多陳年往事在我腦海裡如跑馬燈閃過，不論經歷過什麼，大自然永遠都在，在時間的洪流中以它的方式包容一切，能不能放下取決於自己，如何抉擇全憑自我的意念。

之後，友人吉米開車載我前往巴西與烏拉圭國境交界處，尋訪一處渾然天成的鐘乳石洞，陽光灑下反射出如黃金般耀眼的光芒，又是一處精雕細琢的自然美景，我驚訝於巴西的浩瀚無垠與原始風貌，那是我生平首見。路途間，初時還可見牧場放牧的牛馬，再來就只有一望無際的大草原，除了大，什麼都沒有。

此時，在這一片有如汪洋般無邊無際的大地，突然有一個踽踽獨行的印地安人映入眼簾，披著斗篷，揹著小布包，那是一個刻畫著堅忍不拔的背影，隨著日升日落的方向前行，原野中沒有伴侶，但他的腳步不曾遲疑，毫無疲累，就像他清楚知道目的地就在前方，邁開步伐就能抵達！

當我們的車子呼嘯而過，我轉過頭來凝視這不可思議的一幕，大草原上的印地安人很快就只剩下越來越模糊的影子，直到再也看不見……他從何處來？要往哪裡去？在這漫無止境的土地上，我們都已經開了近兩小時的車，最近的一處印地安人聚落還在前方一小時的車程之遙，但他的背影透過身體傳達出明確的訊息：即使不知道還要走多遠，他依然會努力往前走，忍耐著寂寞、孤獨與無助，他一定做得到。

在我留學日本的時候，非常喜歡坐在新宿車站前，觀察熙來攘往的人們，有的人臉上的表情是歡喜快樂，也有人表現出悲傷難過，看起來心事重重的人若有所思、青春洋溢的人流露出單純的好惡。慢慢的，我從路人走路的姿態，看得出來他或許正承受著某種壓力，或是忍受著身體某部位的疼痛，焦躁或是輕鬆，生氣或者愉悅，身體都以它特有的方式透露出無言的訊息，是反映內心的明鏡，了解自己的身體才能掌握它要告訴你的事，這也是爲什麼每個人都應該與身體對話的原因。

在我學舞的過程中，爲了要突破，必須忍耐著基本功的單調與無聊，一而再再而三的反覆練習相同的動作，在我初到日本寶塚留學時，爲了做好芭蕾的基本動作，每天一大早趁著上課前的空檔，規定自己要練習轉一百圈，腳尖磨出來的水泡常常因爲這樣的練習磨破了，和著血與襪子沾黏在一起，可是第二天仍然咬著牙繼續練習。

雖然不知道要練到何時，但我告訴自己唯有甘之如飴，忍過了才能到達到下一個里程碑，才能有所成長！

擁有想要做到的堅定意念，身體就得到了支撐，你會驚訝自己擁有如此的耐力，總能通過一次又一次的考驗。於是，那看似無止境的路途就不算遠，層層的苦就不算苦，只要耐得住，關卡便不再是關卡，豁然開朗後，再回頭望，輕舟已過萬重山！

巴西趣聞

巴西是個十分適合散心的地方，步調悠閒從容，在巴西的時光讓我記憶深刻的是友人送修鞋子這件事。每次前去取鞋，鞋匠總是告知：明天才會好！隔了三個月，答案永遠是「明天」，直到我離開巴西，鞋子都還沒修好。

所以當地一名厲害的工匠，耗時五年終於完成我的友人訂製的一個酒櫃時，他開心之餘立刻開趴慶祝，也就顯得不足為奇了！

還有一次的旅途中，我們經過了一座德裔巴西人經營的牧場，我好奇如此寬廣的牧場是如何管理牛群？友人回答，只要看見沒有烙印的牲畜就是新生的，加上烙印即可。

放養牲畜以無為而治的方式管理，種植穀物也是如此。巴西土地富庶豐饒，將種子撒入土壤，就有農作收成的回報，在這裡的孩童總是隨手摘下蜜桃，往衣角隨意擦拭即可入口，立即享受來自大地的甘甜。

這裡的人與天地用最原始的方式共處，擁有的是一種沒有欲望、單純的快樂，也難怪巴西人有著自由奔放的民族性，以及不急不徐的享樂人生觀。

在巴西待了很長的時間，因為在廚房裡老是幫不上忙，所以友人教會我做一道簡單的菜餚——「一二三四五小排骨」。

一匙酒、二匙醋、三匙糖、四匙醬油、五匙水，和小排骨一直燒到收乾醬汁，再燙點青菜鋪盤，非常簡單好吃，靠著在巴西學會了這道菜，讓我在美國招搖撞騙混了很久，受用了一輩子。這，又是一樁巴西教會我的事。

3

在專注中放鬆——印度肚皮舞

我們常常遺忘了與身體對話的前提是放鬆心情，第一件事就是要捨得放下執念！

十多年前，我有一次難得的機會前往文明古國印度進行文化參訪，悠久的歷史與古老的宗教，還有媲美好萊塢的寶萊塢，都是我最感興趣的事，尤其電影《三個傻瓜》以及二〇一七年的賣座好片《我的冠軍女兒》，除了笑中帶淚的劇情，最吸引我的是印度電影不論任何類型，都少不了華麗盛大的群舞，俊男美女跳得奔放，動作整齊劃一、節奏明快有力，在豔麗多彩的服裝與首飾裝點下，舞蹈閃耀著金光，好像不透過歌聲、不舞動身體，就不足以表達澎湃的心情！

回想那次的文化參訪，是我人生第一次的印度行，心中對當地景點充滿了期待。第一天一早醒來，就被電視轉播的印度教祈福大會吸引，緊接著播出的電視劇也讓我眼睛爲之一亮！雖然完全聽不懂，但不論演到什麼情節，男女主角陷入熱戀時的狂喜、離別時的傷感或是爭執衝突，總會穿插一段舞蹈橋段，而且都經過精心編排，音樂熱力四射、舞者忘情投入，讓人目不暇給，停不下來……每每都看得我目眩神迷、熱血沸騰，雙腳也忍不住跟著輕快的拍子點踏了起來！有舞蹈相伴，我一點都不想踏出飯店去觀光了。

原本以爲印度舞和我在美國學的中東肚皮舞系出同門，也和大部分的人一樣總是將兩者混淆，但是經過新德里飯店裡電視劇、電影的「洗禮」，我才看出來寶萊塢風格的印度舞強調力與美的結合，毫無保留的以伸展最大幅度的肢體來表達感情，尤其會有許多繁複的手勢動作。

和肚皮舞最大的不同是印度舞並不特別強調腰臀的動作，而是全身性的動作，腰部則以左右擺動爲主。至於肚皮舞則著重優雅陰柔的美感，力量蘊含在更細緻的深層，所以看似不經意的腰臀快速擺動，其實更需要全身肌肉的協調性與掌控力，也就是精準的支配與駕馭肢體的能力！

中東女性跳肚皮舞起源於祭神的儀式，擁有神聖的意涵，而腹部代表著孕育大地、生生不息，並非以訛傳訛的搔首弄姿式的特技賣藝。接觸異國風味濃厚的肚皮舞，純粹是閒暇時的興趣，我還記得老師教我的第一個動作就是雙手合十向上，開宗明義的要我們感謝上蒼，了解肚皮舞的含義，讓我一開始就愛上肚皮舞。

當時我從夏威夷移居洛杉磯，爲了學習肚皮舞，一星期有兩次要開一小時的車到好萊塢附近上課。在我的認知中，肚皮舞的難度不高，剛巧碰到的俄裔美籍老師原是芭蕾舞者，後來改跳現代舞，我們學舞有一樣的脈絡，有著相同的舞蹈語言，溝通起來毫無隔閡，所以我一開始總以爲「如何不迷路三小時、準時抵達舞蹈教室」，才是最困難的部分！不料初學肚皮舞，倒讓我意外的吃了一些苦頭。

我認爲自己是個基礎厚實、技巧純熟的專業舞者，在學習新的舞蹈時，想要讓老師刮目相看的好勝心油然而起，因此全神貫注，甚至還帶有一絲自我期許的緊張。結果適得其反，第一堂課我怎麼樣都無法讓肚皮聽話的抖動，看似簡單的臀部八字腰動作，我卻掌握不到要領，越急我就越用力，也就更加找不到問題點在哪裡，全身就像打了一百個結一樣卡住。

越是刻意，離目標越遙遠。我不禁質疑起自己：難道所學的舞蹈基礎都是枉然？難道小時候苦練芭蕾的功力不足以克服不同舞蹈的挑戰？

對自己的反思激發我不服輸的精神，或許不同的舞蹈需要不同的訣竅，我嘗試跳脫芭蕾舞嚴謹的框架，以及駕馭肢體的習慣，融入柔媚慵懶的中東音樂，讓身體也進入鬆弛的旋律中。我才發現問題出在我的膝蓋始終不自覺的像跳芭蕾舞那般挺直，雖然耳朵裡反覆聽到老師提醒要放鬆膝蓋，但是我卻帶著芭蕾的姿勢與思維，想要跳好肚皮舞……

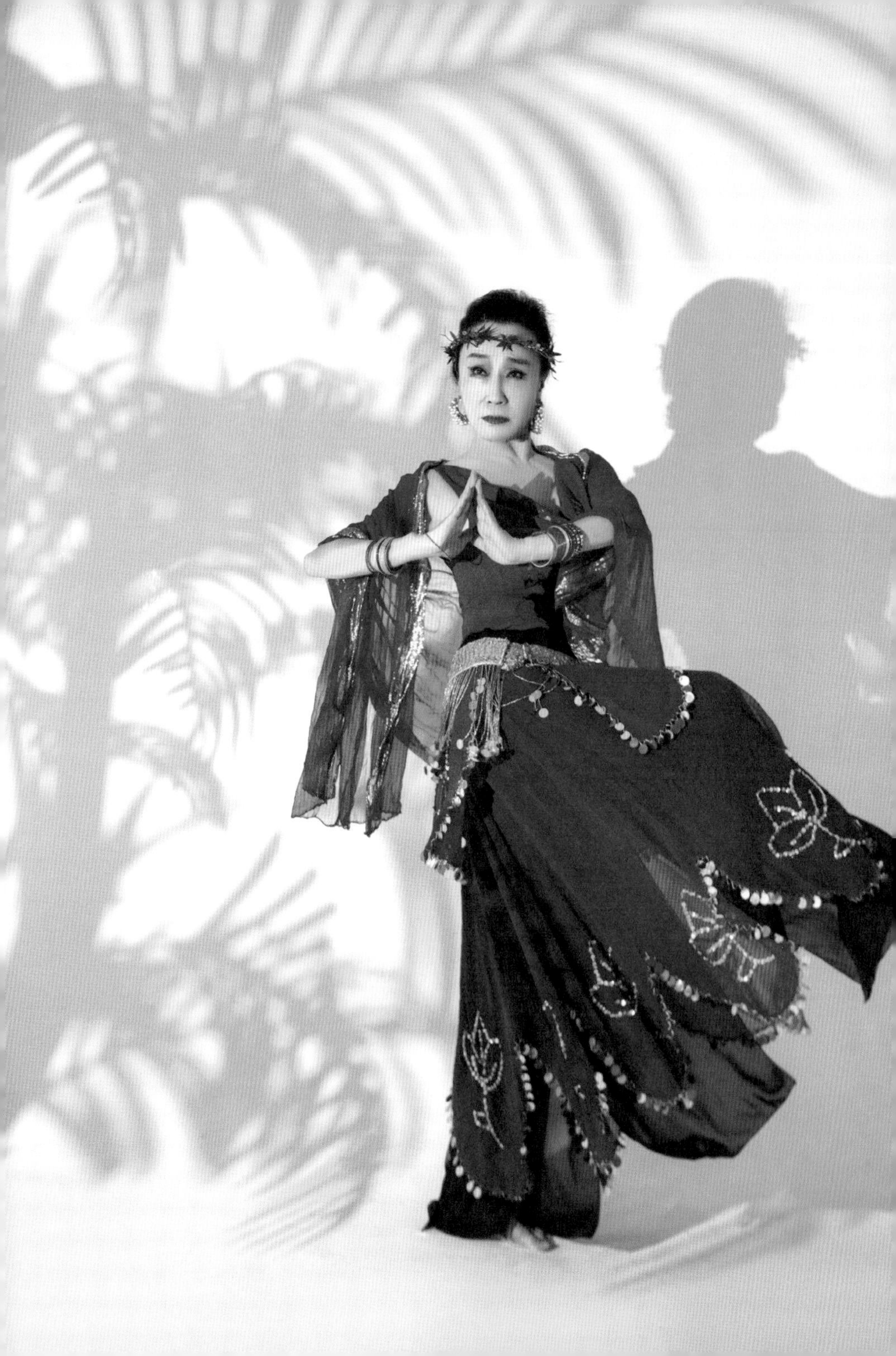

另一方面，肚皮舞可以展現女性肢體之美，散發出嫵媚的女人味，而我以前總是正經八百的跳舞，對於誘惑力十足的性感動作會覺得不好意思，因爲有這一層的心理顧慮，所以剛開始身體在潛意識中也會有所保留，進而不聽從指揮。

這是在一個領域中積習以久所形成的窠臼與迷思，久而久之留下來的習慣，就根深柢固了。芭蕾舞的基本要求是展現挺直的俐落線條，我在這樣的基礎下，一心只想精準的表現出一百分的姿態，身體與心情求好心切，都處於緊繃的狀態，卻不懂得如何放鬆，既有的基礎反成了阻礙！

只有在我願意拋開舊習、釋放成見，把自己當成一張空白的白紙，準備好吸收新的養分，表現全新的一面時，才能突破。我不去想如何用力，肚子和腦子全然的放輕鬆，膝蓋放軟，啓動腹部核心肌群，自然的帶動全身，突然間就抓到腰臀扭動的要點，感覺就出來了！

現代人往往執著於太多事，因爲不願意放手反倒徒增不必要的糾葛，交錯影響造成心理的重擔，當心靈承載了太多的思緒與雜念，便轉變成肢體上的包袱。我們常常遺忘了與身體對話的前提是放鬆心情，第一件事就是要捨得放下執念！

當我發現自己能夠堅持三個月在練習芭蕾單腿旋轉四圈的單一動作上，卻不太懂得該如何放鬆時，我才驚覺其實肚皮舞的動作相當簡單，並不難學，也沒有年齡與場地的限制，只要放鬆身體與膝蓋、收緊腹部核心肌，最重要的是放鬆心情，專注於呼吸。

肚皮舞對女性的好處是能運動到較少活動的腹部內層肌肉，按摩腹腔內的重要器官，對外在則能夠透過胸、腰、臀的律動，渾身散出女性魅力，後來我在韻律教室教學時，便運用了許多肚皮舞的動作，在雕塑女性曲線與運動淋巴腺都很有幫助。如果你願意，在家隨意抖動五分鐘，一天做兩次，在抖動的同時，甩掉生活上的緊張或工作壓力，拋開腦海中所有惱人的想法，我相信一定能感受到身心的日益輕盈。

我學習肚皮舞時正值脊椎受傷，腰部非常僵硬的時期，但當我學會放鬆，學會了肚皮舞的訣竅後，就像得到上天快遞給我的至寶。

透過肚皮舞的八字形扭動臀部，不舒服的脊椎和腰得到了改善，似乎連血液循環都變順暢，有種打通了任督二脈之感，於是我更樂於隨時扭一扭、動一動，結果就連小腹也跟著變平坦了。當我全然投入時，經由身心靈的合而爲一，就像打坐一樣，也能進入禪定的清明境界，則是意外的收穫。

我想強調的是，我並不是鼓勵所有人一定要去學肚皮舞，我的一生中學習了很多種舞蹈，不論是芭蕾舞要求百分百對身體線條的嚴謹掌控，還是西班牙佛朗明哥舞的熱力奔放，或是中東肚皮舞的陰柔美感，每一種舞蹈都擁有各自的特色與優點。我在融會貫通之後，擷取其中對身體有益的部分與大家分享，並不需要刻意去追求百分之百的完美技巧，因爲追逐技術會讓人輕易就掉入偏執的旋渦，再也看不清自己的初衷。

對於舞蹈，我的理念是沒有壓力的將動作做到位，目的是對身體有幫助，我體驗過技術制霸的舞蹈「機器人」，那並不是善待自己身體的方式，現在我期望的是透過肢體的律動，得到健康的身體與自在的心靈！

印度趣聞

當我站在印度當地市集中，一邊是撲鼻的濃郁香料味和人聲鼎沸、凌亂不堪的菜市場，另一邊則是美侖美奐的冰淇淋店，店面與內部裝潢就像電影中如夢似幻般，不食人間煙火的場景；左邊是生存所需、填飽肚子的柴米油鹽，右邊是娛樂口腹之欲的奢侈與非必需品，我站在中間，一道看不見的分隔線劃分兩邊的世界。印度的貧富差距，就像眼前景象，突兀又極端的並列著。

印度的華麗風一向是我喜歡的風格，但是我隨即被印度上流社會的豪奢消費力嚇到，一名尊貴的女子身上傳統且豔麗的紗麗是我無力負擔的天價，連年輕時愛買成性的我都下不了手，於是我轉移目標尋覓飾品，結果只找到純金打造、造型誇張、長度驚人的耳環，重到我懷疑耳朵會因此而變形，最後只好挑了幾只手鐲以茲紀念，我非常喜愛這些美麗的鐲子，但卻也是重量可觀，一戴上就有斷手之慮，只能束之高閣，當成曾經「到此一遊」的證據！

4

忍耐與捨得放下——京都／寶塚

寶塚的生活磨練，讓我學會如何與內心對話，
更貼近自我，自主人格於是發芽茁壯，不再依賴。
我能夠自在的獨處，享受一個人的時光。

我非常喜歡到日本旅行，更常常一個人拎起行囊隨性走訪關東、近畿或北海道。從我第一次離家到寶塚念書以來，去日本就像走「灶腳」一樣有親切感。細數之前造訪過無數個城市，我最愛的還是京都，從十七歲到七十歲，去過的次數已經多到數也數不清，而且只要到京都，沒有例外，我一定會到元離宮二条城走走。

二条城建於十六世紀江戶時代初期，是偉大的幕府將軍德川家康的權力象徵，充滿歷史刻印的城堡是日本百座名城之一，華麗裝飾的建築及特殊的「鳥鳴走廊」廣爲人知，也被列爲世界文化遺產，是古都京都的文化財之一。

偌大的城堡處處値得駐足欣賞，但是我獨獨鍾情於二条城中的枯山水庭園造景「加茂七石」，以簡約詮釋深遠意境，是這種日式庭園特有的藝術表徵。細沙碎石勾勒出簡單的紋理代表水的流動、日本四大名石——加茂川石則是山的概念，不論從哪個角度看，都有如充滿禪意的一幅畫。坐在廊簷下，我最愛享受眼前這份怡然與寧靜！

二〇一六年隆冬，我再次來到二条城，走過繁花怒放的梅林，冬日的枯山水庭園格外有一層俗世塵囂之外的超然空靈，凝視沙海裡若有似無的波紋，彷彿流水帶著我不斷擴散延伸，縱然腦海裡有萬般思緒也隨即沉澱下來。在這裡半小時，枯山水的魔力便帶給我煥然一新的祥和與自在。我不禁想像，德川家康是否就是在這庭園裡靜坐冥思「無比的謀略，無情的忍耐」的道理？

記憶中第一次來到京都二条城，是考上寶塚音樂學校之後，領到一張通行於寶塚到京都間各站，不限次、不限時的免費車票。隻身在日本念書時，只要放假，這張車票便帶著我沿著鐵道，來來回回於學校與京都間，一路陪伴著我十七歲的舞蹈夢。

一九六二年臺灣開設了第一家電視臺「臺視」，《群星會》又是當中最受歡迎的歌唱節目，因爲慎芝阿姨的提攜，我開始固定在《群星會》中表演舞蹈，同時就讀於世界新聞專科學校（現世新大學）五專部，因此赴日本之前，我已經小有名氣。

另外，我也要感謝在京都大學教書的易教授，他是我父親的高徒，只要回臺就會來家中拜訪，如果不是易教授當時看到我的舞蹈潛力，建議父親讓我到日本寶塚深造，我的人生也不會因此全然改變。

回想在寶塚修業的四年間，不但是人生的轉捩點，也促使我的舞蹈基礎再向上大躍進。首度離家的我，從生活大小瑣事中培養獨立人格，在學校嚴厲的規範下，學習到凡事都得忍耐，包括勞力的付出、謙卑的姿態、自尊心的收放，尤其得放下以往的榮耀光環，捨得拋開過去並歸零，重新開始的耐性與調適……

德川家康能忍人所不能忍，或許是悟出即使曾經滄海也能重新優游於水之中，然後再壯大自己，再度徜徉於天地之間，德川家康都能忍、能等，更何況是區區的小我？

寶塚歷史悠久，不論是專業或生活品德上皆以嚴格聞名，但只收十八歲以下的生徒，因爲我的年齡逼近，所以父親同意只要我考取，就讓我辦理休學，赴日本深造，後來我才知道每一年都會有三千人應考，一同爭取五十個名額。

記得我在一陣慌亂中抵達日本，臨時抱佛腳的自選歌曲是《乘著歌聲的翅膀》，自選舞是《小放牛》，我又唱又跳，一會兒扮男聲，一會兒扮女聲對唱，中間穿插自編的舞蹈，以我從小學習的芭蕾舞爲基礎，表現創意的中國現代舞。在最後的面試關卡中，還有一段日文自我介紹，不識日本字的我全靠死背，結結巴巴的唸完。

我想我的舞蹈應該是極富潛力的。寶塚櫻花綻放的時節，我在榜單上看到自己金榜題名，雖然萬分開心，但不能否認我當時有一種「沒考上大不了回臺灣繼續念書，並在《群星會》表演」的備胎心態。

直到我發現身邊落榜的人失望的默默垂淚，就連考上的人都因爲慶幸與感恩而喜極而泣，有人承載著三代期望，終於盼到孫女加入寶塚，還有媽媽和女兒兩人當場抱頭痛哭，我後來的室友愛子是廣島唯一入選的，當然也忍不住紅了眼眶……

如果我知道寶塚經驗將帶來極富啓發性的收穫與轉變，當下怎麼可能淡定得了？櫻花樹下的我也定要加入痛哭的行列，那是多麼值得慶賀與紀念的一刻啊！

初到寶塚讓我最有感的，除了國際水準的舞蹈教學，就是校內嚴格實施的上下級生的尊卑階級，以及有如軍校般的生活管理。我提心吊膽的謹記遇到上級生必須九十度鞠躬，還要誠心問候的禮儀。尤其我們新生被分配到位在最高樓層的四樓宿舍，樓梯間不知得遇到多少上級生、研究生和專科生，一天下來鞠躬哈腰的次數不下上百次，才沒幾天我就練得一身好腰力，並抓住鞠躬時身體使力的方式與訣竅，但大家仍視往返宿舍爲畏途，只有盡量減少上下樓的次數。

以前我在家中是父母的掌上明珠，自由自在地在長輩的寵愛中長大，我的童年順遂快樂，要什麼有什麼，讓我得以全心全意的專心在舞蹈上，連拿起掃帚掃地都不曾有過，遑論自己洗衣、整燙及負責所有生活學業上的事，包括決定要不要補習、繳費、如何解決交通問題等等，都是母親早早幫我打點好，這些都是我不曾操心煩惱過的瑣事。

入學後我有各種的不習慣，以及對日本禮俗的不熟悉，而且又是當年唯一的外國籍生徒，剛開始日文程度仍在摸索階段，加上大而化之的脫線個性，在磨合的過程中鬧出了不少笑話，被叫去訓話的次數不勝枚舉。因此我學會的第一句，而且強迫自己一定得背得滾瓜爛熟的日文就是道歉：「非常抱歉，以後我一定會

注意，請您多多指教。」（申し訳ございません。以後、気をつけます。また、よろしくお願いします。）

一夕之間我從茶來伸手、飯來張口的大小姐，到日本變成老是出錯和挨罵的下級生，隨時隨地都要畢恭畢敬、保持謙卑的態度，放學後還要負責打掃跳舞教室和大禮堂，跪在地上用抹布慢慢擦，還得仔細清理老舊地板縫隙裡的灰塵，必須做到一塵不染的地步，因爲大家都是赤腳練舞，如果稍有差池，就會面臨被懲戒處罰的命運，在我看來下級生簡直就是童養媳的待遇！

神奇的是，在寶塚時，年輕的我忍下來了，同時也一併接受「童養媳」那凡事都得忍耐的態度，我把九十度鞠躬視爲練習核心肌群、打掃洗衣是訓練日常自律、常常被處罰要道歉，就當成有人幫忙學習日文會話的好機會吧！

第一次過團體生活，我經歷了一場震撼教育，父母遠在千里之外，我不得不面對現實、對自己負責，學習獨立與堅強，必須照顧好自己才能專心於我喜愛的專業科目的研習上，那是眼前最重要的事。

在日本嚴謹的學習環境裡，我成熟長大，從事事依賴母親的嬌嬌女成爲能夠反思自省的人，在舞蹈的技巧上我學習如何與肢體對話，寶塚的生活磨練，讓我學會如何與內心對話，更貼近自我，自主人格於是發芽茁壯，不再依賴，我能夠自在的獨處，享受一個人的時光，不會驚慌失措或欠缺安全感。我知道獨立自主的人，即使一個人也能夠面對未來的一切了！

此外，同學中高手如雲，歌唱舞蹈等表演藝術的課程讓我大開眼界，有如劉姥姥進大觀園，驚訝於舞蹈還有許多深奧寬廣的領域，我還未曾觸及，欣喜於來到寶山般的勝地，絕無可能空手而歸，不論我在臺灣曾經如何有名氣、有何本領，來到寶塚這片我一心嚮往的樂園，我誠心誠意放下過往的明星光環，甘心回歸初始的狀況接受琢磨，重新歸零，從頭來過！

關於寶塚歌舞劇團

寶塚創辦人小林一三先生是日本偉大的鐵道大王、經營之神，創建阪急電鐵之後，為了提高電車的搭乘率，致力於鐵道沿線的經濟發展，除了開設日本首家與車站共構的百貨公司「阪急百貨店」以及創設東寶集團外，他於一九一一年開發的「寶塚新溫泉」，其中的室內游泳池在二十世紀初並未受大眾青睞，兩個月後小林先生靈機一動，化危機為轉機，將泳池填平改造為觀眾席、更衣室變身為舞臺，並成立寶塚歌舞劇團以吸引遊客。

一九一四年共十七位寶塚女孩首度在此登臺公演，從此展開了寶塚歌劇團的百年歷史，而我有幸參與其中，成為寶塚的一分子。

一九四七年以來寶塚固定錄取四十名學員，只有一九九八年在原有的花、月、雪、星組之外，新增宙組時，錄取人數曾增加為四十五人，但之後又恢復為四十人。錄取率不及五%。寶塚音樂學校號稱日本最難考的學校之一，在日本素有「東有東大，西有寶塚」的說法。

寶塚的校訓「清純、正直、美麗」是小林一三先生的教誨，在這裡學習的少女不只要鑽研基本的演藝技能，還要注重禮儀與規範，歷年來寶塚培育出許多藝界明星，如在《阿信》飾演中老年阿信的乙羽信子，演出六〇年代著名電影《宮本武藏》，至今仍活躍藝界、有「最美的奶奶」之稱的八千草薰，後來知名的大地真央、黑木瞳、天海祐希等人都接受過寶塚的訓練與薰陶。

德川家康多能忍耐呢？

日本戰國時代織田信長、豐臣秀吉與德川家康並稱「戰國三傑」，他們對「杜鵑不啼」的態度，突顯出不同的特質與態度。

織田信長：杜鵑不啼，殺無赦（鳴かずんば殺してしまえホトトギス）。

豐臣秀吉：杜鵑不啼，想辦法讓它叫（鳴かんずば鳴かせてみようホトトギス）。

德川家康：杜鵑不啼，就等到它叫（鳴かずんば鳴くまで待とうホトトギス）。以此突顯德川家康擅長隱忍，等待時機到來。

5

打掉重練的決心——兵庫寶塚

我強迫自己不斷重來再重來，
腳尖跳出水泡再磨破出血，
咬緊牙關也要練到正確。

從小練芭蕾到青春期，我一直以爲跳舞的人，腿會變粗是很正常的事，還記得有一次和媽媽去看電影，她不經意碰到我的腿，竟然以爲是椅子的木頭把手。我的兩條腿練舞練得又硬又粗，就讀世新時，除非必要絕不穿短裙，總是盡可能的能遮就遮。但我眞心以爲，粗腿是舞者爲藝術犧牲的代價，爲了跳舞，愛美的我可以甘之如飴的接受這個事實！

考進寶塚時，我不但是《群星會》的明星，到了學校，老師也誇我的舞跳得悠然自得，很有美感，舞蹈實力受到肯定，我意氣風發，自恃是集寵愛於一身的天之驕女。

直到第一天上芭蕾舞課，暖身時扶 bar 五個最基本的姿勢一擺出來，我的自卑感油然升起，我的腳尖、腳背位置表面上看起來都和別人一樣，但是腿一伸出去，和同學相較之下，腳背的線條不夠漂亮，腿的角度也不順，總之，姿勢就是不對勁，自認很會跳舞的人怎麼可能連基本動作都有問題？

我驚慌失措、難以言喻，不了解自己從小學習的方式哪裡出差錯，不知該如何是好。

經過仔細觀察，原來在下蹲時，是從大腿根部、髖關節向外打開，連帶著膝蓋、腳踝和腳掌順著同方向一併打開；腿向外伸展時，從股四頭肌到小腿的肌肉順勢拉長，整個腳掌很自然的貼地，不會歪斜。我一直以來用錯力氣、用不自然的方式支配肢體而不自知，芭蕾舞有數百年的歷史，是非常優雅的舞蹈，身體的線條不應該出現奇怪的角度。

此外，芭蕾舞伶在臺上跳得輕盈美麗，如果人人粗腿加大蘿蔔，穿著小蓬裙跳天鵝湖，如何優雅得起來？芭蕾舞伶腿部當然結實有肌肉，但重要的是利用腹部肌肉將重心上提，把身體帶起來，簡單說就是用核心肌群的力量在跳舞，而不是全靠腿的力氣。

我看到自己的缺點，除了角度的問題，用力的位置與方式也不正確，這也是爲什麼腿會變粗的原因。

但是，當我改用正確的姿勢，身體卻像不屬於我一般異常陌生，舉凡以前擅長且輕易可以掌握的所有動作，全部做不到位，以前腿一提，輕輕鬆鬆放在耳邊，還能挺住，但是用正確的方式，舉不到腰的高度就算了，還早已抖得不像話，連站都站不穩，我變成什麼都不會的人，從天堂直墜地獄，簡直嚇壞了！

我既挫折又沮喪，跳舞十年，跨海來到寶塚進修，準備大展身手，吸收精華更上一層樓，卻不進反退，一開始就被打回原形，對我的打擊好大好大。

我告訴自己，既然芭蕾基本動作有瑕疵，以標準姿勢練習基本動作讓我非常吃力，那就把自己當成完全不會跳舞的人，歸零重新出發吧！

很多時候，我以隨遇而安的心態面對人生中的諸多際遇，唯有在舞蹈上，我絕對不妥協或得過且過。舞蹈是我的熱愛，是我一生追逐的夢想，只有將基本動作調整到正確的位置，日後才能從基礎往上累積，才有再進步的空間，我的人生才有意義，夢想才能成眞。

我非常自傲當時隻身離家千里遠，在有如苦行僧般的苦練中，堅持要用對的方式從頭練習所有動作，也不願意用錯誤的姿勢跳出高難度的動作！

下定決心後，我展開了非常艱難的自我調整，首先認清現實，第一件事就是放下身段、割捨以往曾經的種種成績，拋棄自以爲是的實力，接受自己的不完美，完全改變以往使用肢體的方式，回歸到最基本的打底工程。因爲當時的努力與付出，才能奠定我後來能夠持續在舞蹈上發展的基礎！

每天我都練到想哭的地步，從以前單腳能夠轉四圈的高手，現在才轉半圈便發現自己又陷入過去錯誤的習慣裡，我強迫自己不斷重來再重來，腳尖跳出水泡再磨破出血，咬緊牙關也要練到正確。每天的練習從一早開始，利用舞蹈教室沒人的空檔，在大教室裡沿著四方角落練習轉圈一百下，等到老師要上課了，我才換衣服去上課，這樣天天風雨無阻的自修。

三個月後，正當我大有進步，終於把基本動作練好而雀躍不已之際，老師卻說：「你現在動作改善了，但變得像機器人一樣，少了以前跳舞時表現出你的感覺，還不如以前你跳的好看！」

聽完眞是欲哭無淚。在調整的期間，我一心只想到腿的角度與用力的位置，要求自己將腿舉到最高、追求連續轉圈的次數，把自己當成特技演員一般訓練，當我把技術當成最了不起的事，機械式的跳著時，卻忘了舞蹈需要加入感情，注入靈魂。

我記得那時最喜歡練劈腿時順便背歌詞，兩條腿打開抵著牆撐住，等我背好了，兩條腿已經麻掉，但我樂此不疲，我將技術當成第一優先，過度執著，結果匠氣外露，一板一眼拘泥於符合標準的動作，迷失在過猶不及的迷霧裡。

幸好老師適時點出了我的執迷，她建議我放鬆心情，暫時放下舞蹈，放假一星期不准練舞。等到放假回來再度練舞時，整個豁然開朗，我清楚感受到身體在適時放鬆休息後的反芻與回饋，基本動作已經調整好，毋須念茲在茲在技術上，便與肢體自然磨合，舞蹈動作越來越輕鬆，我又能夠在舞步中自由揮灑了！

此時我再仔細審視，意外發現大腿竟然變細了！原來改變使用肢體的方式，用對的力氣跳舞，再用力也不會把腿練出一坨一坨的大蘿蔔。正確使用肌肉，用腹部核心肌群的力量跳舞，因此在不穿硬鞋的情況下，我可以做到有五秒鐘時間靠腳尖站起來，這才是腿不會粗的關鍵。

在寶塚第一學期最大的收穫就是徹底面對自己，堅持打掉重練的決心。改變了用力的方式，調整了基本動作，還有大腿變細，穿上迷你裙非常好看的福利。

之後一年，因爲肌肉拉長了，我的小腿也跟著變細。

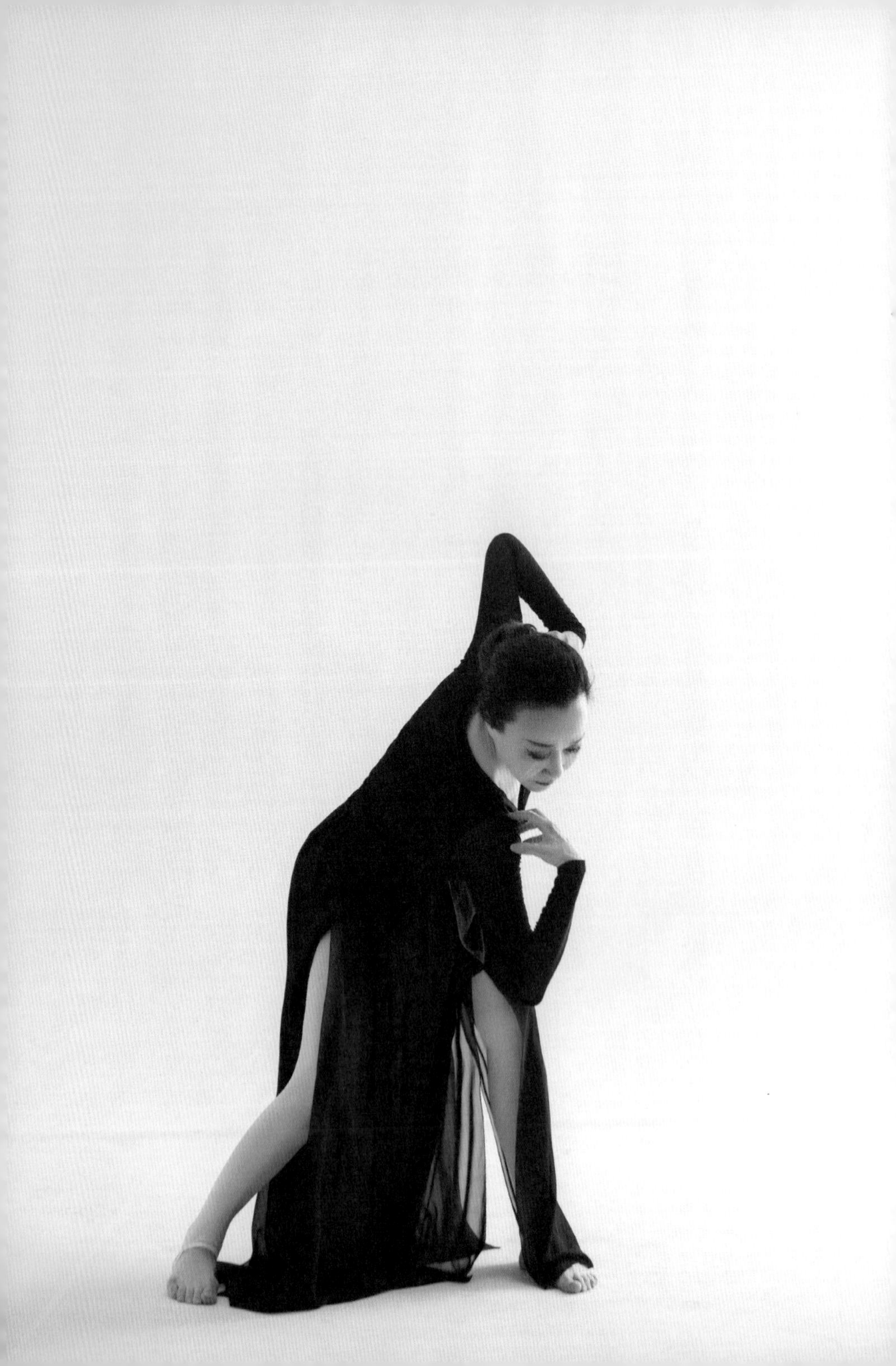

後來我發現許多人都有用錯力氣的問題，不只跳舞時應該要用核心的力量跳，走路也是一樣，走路很大聲的人通常小腿也會變很粗，以前我的鞋跟總有一邊磨到變形，不知不覺中一直在傷害自己的關節而不自知，關鍵在收緊小腹，重心上提，腳步會輕盈許多，儀態也會更優雅。

在寶塚念書期間，多次領悟到用錯力氣的可怕結果，以及用對力氣時回饋給身體的美好感受。我曾經走過的冤枉路，誠心希望所有人不再重蹈覆轍。

收緊小腹再走路

每個人都想要結實勻稱的雙腿，沒有人想要粗腿，第一步就是習慣「用腹部的力氣走路」！

腿粗不粗，通常觀察走路的聲音和姿勢就知道。走路很大聲、腳步沉重，或是拖著腳後跟，就是典型的用錯力氣。因為不習慣使用腹部力量，所以肚子軟趴趴、全身的重量由雙腿承受，如果走得又快又急，腿就更粗了。

記得腹部用力內收是重點，走路時抬頭挺胸，重心放在身體中心點，腳尖與膝蓋自然朝向正前方，用大腿的力量移動。雙腿放輕鬆往前走，不內八也不外八，邁開步伐大步走，腳板輕輕的接觸地面，練習輕盈的走路。

檢查自己的鞋跟，如果有一邊磨得特別厲害，表示左右腳施力不均，把鞋跟磨出單側歪斜，必須調整走路的姿勢。

粗腿變細有方法

腿不可能一夕間就變細，用對力氣、改變走路的方式，另外還有配套措施一起做：

一、泡腳、按摩：泡澡或泡腳約十五分鐘，雙手以乳液或按摩油，從腳脖子往上拉，稍微用力按摩兩腳各三十下，放鬆，坐在床上或瑜伽墊上，上下拍打小腿肚，拍鬆腿肚肌肉。

二、放鬆蘿蔔腿：先平衡好，腹部用力，用腳跟走路約二、三十步，將小腿肌肉拉長，再按摩小腿，如果手沒力氣，不妨拿擀麵棍，從腿後側、由下往上滾動，放鬆結塊的肌肉。

三、拍打：站姿，兩手拍打大腿外側最寬的位置，每天五十下。拍完後會有刺痛感，再用附有顆粒的刷子用力刷大腿，疏通體內氣結。

四、踢腿：拍完之後，站穩，膝蓋打直，單腿後踢各三十下，雙腿輪流各兩遍，這個動作也有翹臀效果，大腿線條也變修長。然後側踢各三十下，兩遍、前踢各三十下，兩遍。

以上一系列腿部舒緩運動是我曾經做過的，在家裡就可以做，效果很好。當我練舞練到小腿也變細時，上街去買靴子，再也沒有拉鍊拉不上來的困擾！

6

緩慢的藝術——寶塚日本舞

日本舞難學，但好處不少，
舉手投足間的姿態變好看了，
就像下苦功學茶道的人動作優美，
盡是日本女人特有的優雅韻味。

去年夏天，我與母親帶著同樣愛跳舞的姪孫女，舊地重遊我的母校——日本寶塚音樂學校。寶塚市作爲寶塚歌劇團的所在地，除了音樂學校、大劇場、歌劇紀念館及溫泉區，在我就讀期間，阪急集團還曾在此設有遊樂園和動物園，寶塚雖非大都會，但應有盡有，是讓我夢想成眞的大樂園。

從阪急寶塚車站開始，歌劇團光彩奪目的海報與公演訊息，不斷在眼前閃爍，像是歡迎我回家一樣，恍如昨日的寶塚生涯、熟悉的感覺、一樣的朝聖心情，我朝大劇場走去，在這裡，超過百年的歷史延續著，幕起幕落，無數的豪華歌舞在此上演，代代巨星在此誕生，接棒傳承。

半世紀之前，我第一次在寶塚大劇場演出，就是畢業後的「初舞臺」公演，有最華麗的舞臺設計、服裝與道具，參與盛宴般的日本舞作，緊張、興奮、期待的心情讓我畢生難忘！

在寶塚音樂學校經過預科、本科兩年的學習，我於一九七〇年畢業後正式加入寶塚歌劇團。我非常幸運，同年適逢大阪萬國博覽會，這是首度移師亞洲城市舉辦，不但各國矚目，更是日本大事。

鄰近大阪的寶塚歌劇團籌備了豪華日本古裝舞碼《四季の繪卷》，以傳統文化之美來歡迎來自世界各地的觀眾。因此我的「初舞臺」很難得的就登上寶塚大劇場，演出兩個月的大型古裝舞碼，這是很多學長畢業兩、三年也不一定有的機會。

在《四季の繪卷》中，我飾演春、秋兩季的「舞子」（即舞伎），雖屬配角，但全新的古裝大禮服、頭套、妝容，樣樣齊備，厚達五、六層的華麗和服加上點綴滿滿的頭飾，全身上下裝備加起來超過二十公斤，臉上化的白妝是比對白紙一樣的白，點上小巧的紅唇，足踏又高又厚的夾腳木屐，手上撐著花紙傘……每一樣細節都精緻、講究。

第一天上臺前我興奮得忘記緊張，在專業的和服著裝老師幫忙下，我偷偷想像自己是穿上美麗嫁衣的新娘，充滿喜悅與幸福感！

在我學習的日本舞碼中，絕大部分的動作都在描繪心境，例如思慕、遙想、期盼，而日本傳統女性必定端莊賢淑、含蓄內斂，情緒表達方式是隱晦、間接，舞步則隱隱約約、若有似無，它的意境是深奧的，因此日本舞有一部分動作以異常緩慢的姿態來表現，那絕對是考驗耐性與基礎的大關卡。

我曾經練習手勢從九十度轉到伸直的位置，共十個八拍的時間才到達定位，另一個段落是頭部由斜上慢慢轉到往下看的姿勢，移動時間爲四十八個八拍……有如禪定般的動作，是年輕的我摸索許久也難以掌握的。

除了節奏之外，最令我困擾的是初到寶塚上日本舞課時，不習慣跪坐的我首先就通不過這一關。當同學們從跪姿起身跳舞時，我卻因爲腳麻失去知覺，站都站不住，往往成爲全班哄堂大笑的插曲。

服裝的穿法也有一定程序的規定，繁複到需要專門著裝老師的幫忙，但在平時練習時，上課前第一件事是先學會穿著練舞時的浴衣（簡單的和服）。

浴衣只有裡外兩層，但沒有比較簡單，也沒有取巧的餘地。先以小毛巾裹住上圍遮住胸線，再以大毛巾綁在身體中段遮住腰線，全數以小帶子繫緊，每個結都要打得平整、服貼，然後套上外衣、配上腰帶，腰帶沒有鈕釦，也是以小帶子綁好，如此層層疊疊、裡裡外外，最後身形變成直筒狀，不論站立、坐姿或舞動時都非常挺直。

穿好和服後，因爲裡裡外外小繫帶綁得非常緊，從胸部、骨盆到大腿一一被固定住，無法跨大步走路，只能靠小腿從外衣接近下擺的開叉處，邁著小碎步、用內八交叉移動，像走貓步一般。穿上和服的女子，移動時講求風雅餘韻，就連呼吸都變得沉潛內斂，不見起伏。

日本舞難學，但好處不少，舉手投足間的姿態變好看了，就像下苦功學茶道的人動作優美，盡是日本女人特有的優雅韻味。穿上和服只能正襟危坐，不能翹腳，端坐姿勢有利脊椎健康，又因爲骨盆被層層綁好固定住，因此習慣穿和服的女性臀圍小，極少見下盤龐大的人。

另一個好處是，穿著和服時腹部受到約束，往往食不下嚥，因此胃口變小，我只有等到演出結束後，解除全身束縛了才能開懷大吃。

對於一個外國人而言，日本舞是困難的，但藉由日本舞的特性，緩慢的肢體移動，啓發了我對肌肉的運用更深一層的感受，因爲放慢節奏更需要細緻且精準控制肌肉的能力，更能自由的運用身體。而日本舞意在言外的意境，讓我在現代舞的舞步中，透過肢體表達喜、怒、哀、樂的意念，舞蹈更加揮灑自如。

在寶塚研究生一年級時期，我有許多機會在大劇場觀摩學長演出的精采舞作，其中國寶級舞者天津乙女（第一代月組首席主角）獨舞的著名日本舞作《鏡獅子》，最讓我讚嘆不已。

天津乙女個子相當嬌小，她的獅子鬃毛道具卻比別的舞作版本更長，長得都拖地了，但是她舞起來虎虎生風，恣意地前後、左右甩動，同時也賦予獅子一股生命力，兩者合而爲一，在舞臺上活靈活現，萬般精采。

天津乙女的藝術造詣讓她榮獲崇高的紫綬褒章、勳四等寶冠章等榮譽勳章，果然名不虛傳。

我坐在觀眾席上，不禁佩服這嬌小的女子竟能舞出獅子雄壯威武的氣勢，操控超長的鬃毛毫無窒礙，我定睛研究她舞動肢體的方式：她的下盤非常穩，顯示出扎實的基本功訓練，而獅子俐落靈巧的舞臺魅力，主要是藉由腰部的扭力，帶動全身以及脖子的動作，才能烘托出一氣呵成的氣勢。

看完天津乙女的《鏡獅子》讓我感嘆不已，若能早幾年欣賞到她的演出，悟出正確使用身體的方式，十六歲參加民族舞蹈比賽的我，應能避免手臂韌帶拉傷的憾事。

我的《天女散花》超長彩帶，對照天津乙女的獅子鬃毛，是一樣的道理，揮動彩帶不能只靠手臂的力氣，就如同鬃毛不能只用脖子、跳芭蕾不是只靠雙腿，用對力氣才能能夠保護身體不受傷，並發揮更強的能量，有更佳的肢體表現，天津乙女的《鏡獅子》又是一例！

初舞臺

只有從寶塚音樂學校畢業的學員入團後，才有資格登上五千席的寶塚大劇場演出。畢業典禮的隔天，所有生徒舉行入團儀式，正式加入歌劇團，分組後，即參加「初舞臺」公演，這個階段稱為研究生，開始劇團生涯。

日本舞的介紹

日本舞等同於中國的京劇，以傳統文化為底蘊，透過極為精簡的肢體語言，傳達豐富的意涵，看似簡單的動作則是架構在扎實的基本功之上，演出者必須融入其中，通常是經過長年的磨練才能成個「角」，需要堅強的毅力與耐力才能鍛練出功力厚實的演員。

日本舞緩慢的節奏自有意境，並融入三味線的音律中，身體隨著深層的呼吸吐納，放慢速度，唯有心無旁騖的專注，才能領略日本舞的意涵。

寶塚周邊的觀光景點

位於兵庫縣東南的寶塚是發源於六甲山的武庫川的沿岸城市，臨近阪神地區，因此寶塚音樂學校的校歌，特別提到了六甲山。六甲山是阪神地區最富盛名的觀光區，可以觀賞被讚譽為「百萬美元」的夜景。來到寶塚當然不能錯過這景點，搭上六甲山纜車直上山頂，夜幕低垂時神戶的燈光璀璨，整個大阪灣映入眼簾，十分美麗。

附近還有日本最古老溫泉之一的有馬溫泉，據傳八世紀佛教僧人便在此建造療養設施，也是日本最受歡迎的溫泉區。

此外，日本漫畫教父手塚治虫紀念館，於一九九四年於寶塚開幕，成為漫畫迷必去的朝聖勝地。紀念館內有他最受歡迎的作品《原子小金剛》《怪醫黑傑克》等，從手稿到公仔的相關展品。

7

抉擇與轉折

愛跳舞的靈魂總是容易忘記保護身體不受傷的重要性，
常常仰賴年輕的身體，冒險挑戰臨界點。

曾經有過短暫的五年婚姻，定居夏威夷的日子，因爲無法自由的跳舞，我基乎忘了自己一生的興趣。籠中鳥的生活，失去的不僅是舞蹈的樂趣，更失去了一向無拘無束的靈魂！

揮別婚姻，我從夏威夷搬到洛杉磯，呼吸自由，享受自由，愉快自在的學習最能突顯女人風情的佛朗明哥！教舞的墨西哥老師帶領我沉浸在明快的節奏裡，將專注力轉回自己身上，感知自我在旋律裡得到的撫慰，舞蹈讓我再次快樂。

我喜歡佛朗明哥舞從肩膀到手指頭，從細微的轉動到孔雀開屏般的全然綻放，盡情隨興的手舞足蹈，毫無保留的抒發感情，那是西班牙、吉普賽人熱情奔放的特性，不必害羞也毋須猶豫的大方表達自我，舉手投足都在節奏裡蘊含力量，在眉飛色舞間瞬間爆發出無比性感的魅力，雖然和芭蕾是完全不同的肢體表達方式，但佛朗明哥舞就是有一種讓人無法抵擋的吸引力。

我第一次欣賞佛朗明哥舞，是念寶塚本科（第二年）那年。在東京日比谷公園裡，每人手中一杯紅酒，表演者又唱又跳，不論是配合響板、吉他的節拍、流蘇披肩、頭上裝飾的豔麗花朵、舞得像波浪起伏的滾邊裙擺，手部線條之優美、腳力運用之磅礡，佛朗明哥舞風情萬種、展現女性嫵媚的體態之美，讓我目眩神迷，驚爲天人，從此我就愛上狂野、奔放，既慵懶又性感的佛朗明哥舞。

那一年，寶塚大劇場正巧推出《卡門》舞劇，由旅居西班牙十年的學長擔綱，爲了看佛朗明哥舞，我興奮到每個星期都買票去觀賞，一個月內重複看了四遍仍不過癮。甚至在芭蕾、現代舞的繁重課程中，仍撥出時間選修了佛朗明哥舞蹈課，我對佛朗明哥舞的著迷，從二十歲一直持續到現在！

五年前，姪女在瑞士結婚，我們親友團一路經法國轉往西班牙旅遊，在佛朗明哥舞的故鄉，當然不能錯過每年的塞維爾春祭，從白天到黑夜，男女老少，街上滿滿是隨著音樂跳著佛朗明哥舞的人，無憂無慮的享受當下的歡樂，每個人都被空氣中的快樂感染，那是不論何時，身處何處，融入舞蹈得到心情的愉悅與身體的舒暢，也是我日常生活中非常需要的部分！

只是，早年的運動傷害讓我在中年後，無法再像從前一樣自由地運用肢體。在日本念書時，我在體操課做前空翻時，手指頭卡到軟墊間的縫隙，導致大拇指扭傷，劈腿落地時又拉傷大腿內側。年輕時長時間在電視臺演出，由於攝影棚地板太硬太滑，赤腳或是穿高跟鞋跳舞都造成我的背部與脊椎受傷。還有一次表演雙人現代舞時，因爲默契不佳，我摔傷了膝蓋，之後所有傷勢加總起來惡性循環，越演越烈。

當我定居美國洛杉磯，不再站在舞臺上做專業舞蹈演出，從小學習的芭蕾舞、西班牙的佛朗明哥舞與中東肚皮舞，是我閒暇時重拾的興趣與快樂，但肢體的受限，只能選擇適合自己肢體狀態的動作，讓身心靈找回健康與樂趣。

因爲大拇指曾經受傷，佛朗明哥舞響板的技巧部分我只能選擇跳過，專注於佛朗明哥舞手勢的變化，隨著音樂旋轉的雙臂、飛舞的纖纖十指、手臂充分的延展，背、腰的線條也跟著立體，除了有效消除蝴蝶袖，曲線也會變得玲瓏有致。更重要的是，佛朗明哥舞手臂旋轉與拉長，讓我十六歲時練彩帶舞拉傷的雙臂，因此得到舒緩，成爲絕佳的復健動作。

我從佛朗明哥舞中，擷取柔美的手部動作，融入現代舞步中，更成爲我後來再次回臺定居，開創事業第二春的招牌動作。

人生的轉折往往非常奇妙，當我在洛杉磯學佛朗明哥舞，並且發展出我獨有的手臂復健、健身法，好萊塢的珍芳達也因爲腳部受傷，不能再跳芭蕾保持身材，於是風靡全世界的韻律操因此誕生，在珍芳達 one more, two more 的有氧舞蹈風潮橫掃下，中視想到愛跳舞的我，邀我重回臺灣主持《快樂女郎》節目，除了韻律舞教學，還有微波爐烹飪及名人訪談等單元。

於是我再次走入人群，返臺定居並重返螢光幕主持節目。

節目頗受歡迎，雖然不能再教授專業舞蹈，但跟隨珍芳達的腳步，我開設有氧舞蹈教室展開健美事業，在大臺北地區曾有三間舞蹈教室，極盛時期旗下共有五十位老師，這也是我第一次嘗試教一般人跳舞，而非專業舞者。我因此更加貼近一般民眾對健身的感受，並與他們產生共鳴。

何其巧合，何其幸運，在肢體受傷後的人生中場，我仍能開創出意料之外的事業第二春。

在臺灣經營韻律教室十年間，幫助人們鍛練身體，找出與身體對話的方式，但事業快速擴充讓我有些招架不住，企業管理與固定的上課課表，對於崇尚自由、無法長時間被約束的人，是一種無形的壓力，讓我疲累和感覺受限，於是我結束舞蹈教室的業務，打算展開環遊世界之旅。

但因《中國時報》總經理吳林林的盛情邀請，我延後旅遊計畫，特別爲「時報讀者俱樂部」上韻律舞課程，同時在報紙版面上開闢專欄，談談《美麗一生有祕訣》，當時我有許多演講邀約，後來更出版了四本書，分享如何讓自己看起來更健康更美麗……

在那段期間，不論是透過韻律舞蹈教學或是講座、專欄，我經常與人分享如何與身體對話的心得，但我總是想起在國父紀念館的走廊下，我看到年輕人在水泥地上練習佛朗明哥舞的那一幕。

我非常開心臺灣也有很多年輕人喜愛佛朗明哥舞，可是我卻無心欣賞，反而爲他們感到不捨與擔憂。

佛朗明哥舞有許多腳部的跺步、踢踏的動作，在毫無彈性的硬水泥地上跳舞對身體骨骼是一大負擔。年輕時的我也曾經不以爲意，認爲不論哪裡都可以是我盡情跳舞的舞臺，只要跳舞，其他都不重要……

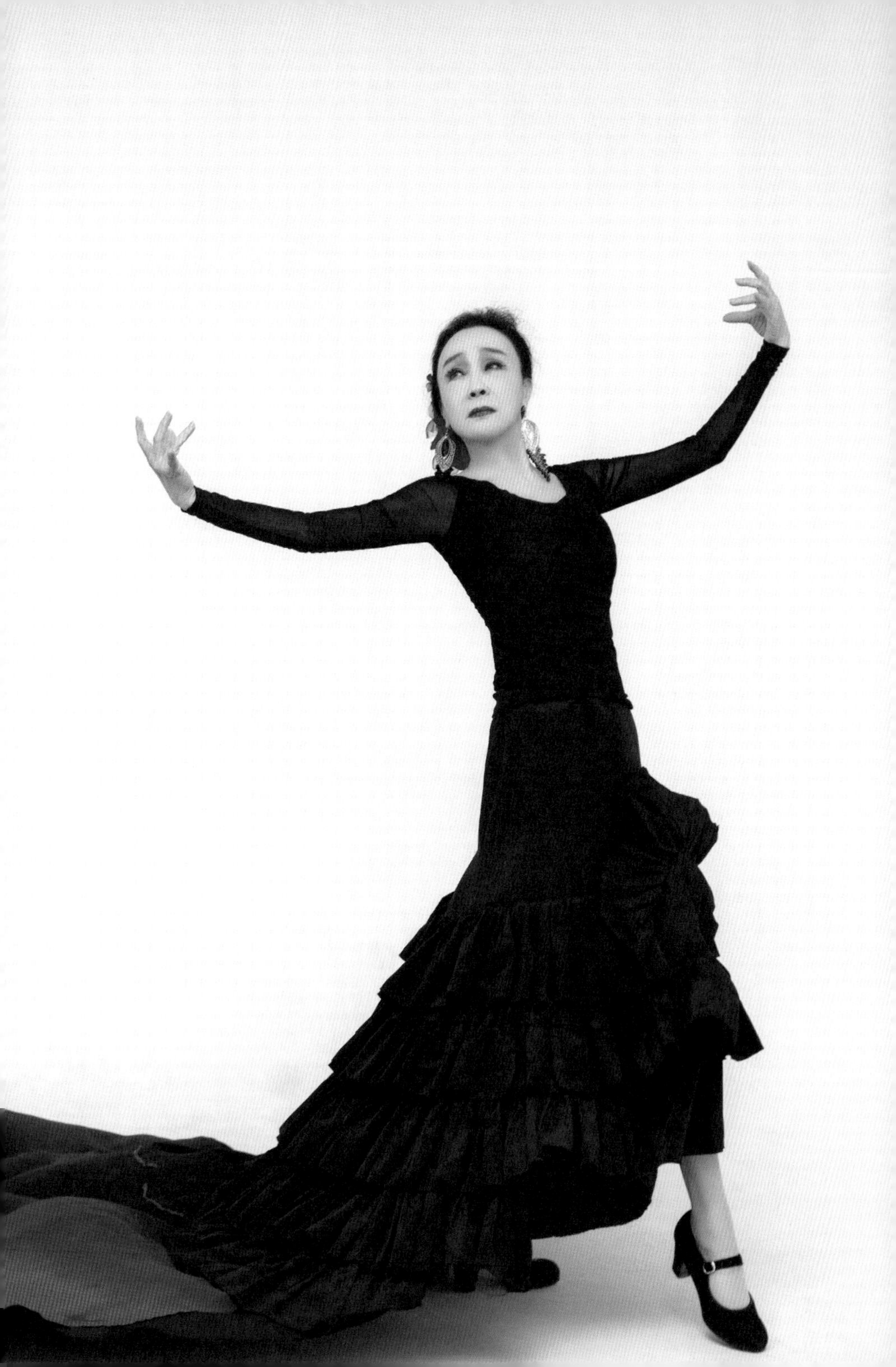

愛跳舞的靈魂總是容易忘記保護身體不受傷的重要性，常常仰賴年輕的身體，冒險挑戰臨界點，等到身體反撲的後遺症出現，要想恢復健康卻是何等不容易的事！

畫家在畫布上揮灑創意，畫壞了，再找一張新的畫布從新開始即可。舞者的身體就是表現藝術的載具，身體只有一個，一旦垮了，便無法再使用。經過人生的歷練，如今再回頭檢視，我最想和大家分享的，也只是以自己的前車之鑑，提醒大家隨時與身體對話，並傾聽身體告訴你的事而已。

佛朗明哥舞 FLAMENCO

西班牙是由多民族融合而成，是個多文化的聚寶盆，佛朗明哥舞基本上是由多文化融合吉普賽人的文化而成的，多以吉他伴奏，舞者或有手拿響板配合節拍，腳步類似踢踏舞的跺步，也以手勢變化為特色。

塞維爾春祭（Seville Fair）是西班牙自一八四七年以來一年一度的

傳統節慶，四月的復活節聖週的兩星期後舉行，共六天的慶典中，佛朗明哥舞、音樂、煙火，讓當地有不夜城般，也成為著名的觀光景點。

珍芳達與我

我欣賞聰穎、睿智、才華洋溢的人，而不畏世俗眼光，勇敢做自己，活出精采的女性典範，三十年來，奧斯卡金像獎兩屆影后珍芳達一直是我的楷模！巧合的是，我們也有一些相同的際遇。

珍芳達一向以跳芭蕾舞來表持身材，在一九七九年拍攝電影《大特寫》時，因為想要看起來更修長，她穿著非常高的高跟鞋跑步，不慎扭傷，加上先前腳的舊傷，造成她再也無法跳芭蕾，於是她改以結合舞蹈、伸展、有氧體操的韻律操來減肥燃脂，意外的以韻律舞始祖之姿，引爆全球女性有氧健身風潮至今。

她總共推出二十三套健身教學錄影帶，銷量逾一千七百萬支，更多達十九國語言，從錄影帶、電視節目到有氧舞蹈教室這股旋風也延燒到臺灣。

珍芳達八年前（二〇一〇年）七十三歲時，再發行針對年長者的居家健身ＤＶＤ，並出書分享她人生後半階段如何保持良好體態，規畫熟齡的黃金歲月。

今年八十歲的她仍保持傲人身材，在去年（二〇一七年）Netflix銀髮愛情電影《心靈的深夜對話》中，與勞勃瑞福演出床戲。並獲得第七十四屆威尼斯影展「榮譽金獅獎」，珍芳達影壇資歷超過半世紀，至今仍活躍於幕前。

8

信念的力量——天山天池

我一向相信宇宙間存在至高無上的主宰，
以各種方式引領世人的善念，
透過宗教撫慰人心，
更富有精神層面的療癒力量。

十多年前，我停掉電視節目、結束韻律舞蹈教室、報紙專欄，一九九七年至二〇〇〇年間，連續四年出版了四本書：《美麗一生有祕訣》《全方位美人書》《美體瘦身寶典》和《躍動越美麗》，接著，因喉嚨長繭，導致聲音沙啞，也一一婉拒演講活動，我全面退掉所有公開活動，移居北京，計畫在經商之餘，環遊世界體驗各地風俗文化，並透過宗教靈修，追求心靈的平靜。

因此當友人邀約前往新疆天山、天池旅行，更將前往西王母祖廟朝聖，我雖然因喉嚨不適而心情鬱悶，但因爲該廟爲一高海拔的道觀，且極富歷史意義，加上我從不曾到過中國遙遠的邊陲之地，於是慨然允諾同行。

一抵達新疆維吾爾族自治區，我立刻感受到天地之遼闊、大山大水之壯觀，視線所及的是純淨與寧靜之感。直到抵達下榻的飯店，曾見壁畫上題的「西域」二字，我才想起十年前在媒體友人的介紹下，在美國洛杉磯拜訪一位中國特異功能人士，她把著我的脈，訴說著我的前世今生。

在她口中，三千年前我是王母娘娘身邊司舞的天女，並鐵口直斷我當時身體的種種不適，包括喉嚨長繭、背痛、脊椎側彎、膝蓋與全身筋骨痠痛等等，皆與前世有關，必須前往西域尋根，與前世合而為一，才能解決。

當年，因為半信半疑，對於「與前世結合」的說法更難以理解，甚至對西域產生敬而遠之的感覺，不久，整件事也就淡忘了。

事隔十年，我站在烏魯木齊飯店大廳，才突然憶起這段往事，但當下也沒有在意，因為在維吾爾自治區，我有如魚得水之感，維吾爾人隨時都能唱歌跳舞，他們的口頭禪「生下來會講話就會唱歌，會走路就會跳舞」更是深得我心，雖是首度造訪，我卻像是回家一般自在！

我完全融入當地活動，甚至在公眾場所就帶著大家跳起舞來，全程十分愉快，所到之處不但受到當地人的熱情招待，不認識的人更一致認定我是維吾爾族人，即使我的五官完全不像。

新疆行程的重頭戲是前往天山天池自然風景區遊覽，以海拔約兩千公尺的高山湖泊為中心，有纜車、健行步道，沿途風景秀麗，四、五月起還可以搭船遊湖。天池四周群山環抱，遠處是白雪皚皚的博格達峰，山腰高聳的雲杉、塔松環繞，「瑤池仙境世絕殊，天上人間遍尋無」，此處美得遺世獨立、絕塵脫俗。

到了天池，我才知道千百年來流傳西王母娘娘在瑤池開蟠桃會的地點，就是天池！至此我也才明白，逃避了十年的西域行，不管是因緣際會或冥冥中注定，我終究還是回歸來到瑤池金母轄下！

第一次到新疆天池，正值一月隆冬大雪之際，湖面結凍，異常寒冷，從天池旁小路上到西王母廟，當年並沒有建石階梯，必須拉著繩索爬上山，積雪及膝的路程並不好走。我們一行人好不容易抵達山門口，廟方人員卻傳達王母娘娘要我們先祭天一百零八拜，並立願為善助人才能入廟。

我跟著大家在雪地誠心參拜，接著發現自己彎著身子直不起來，雖然詭異卻毫無不舒服之感，同行友人見狀非常詫異，足足等候了五分鐘之久，才見我可以起身。

我立刻發現困擾多年的背痛舒緩許多，以往不時需要藉助按摩以解決的疼痛感，直到現在都不曾痛過。

我在驚喜中踏入西王母祖廟四合院，幾步之內，竟從一月天寒地凍突然進入溫暖六月天，大家身上厚重冬衣、帽子全副武裝全都穿不住，但一走出山門外，又是刺骨寒冬，沒有人能夠解釋這樣的非自然現象，我只能說短短幾分鐘內，王母娘娘再顯神蹟。

我一向相信宇宙間存在至高無上的主宰，以各種方式引領世人的善念，透過宗教撫慰人心，更富有精神層面的療癒力量。

當我沉浸於莊嚴肅穆的西王母祖廟正殿中，充滿感恩虔誠頂禮膜拜時，那一刻，我確信自己與西域、維吾爾族人、西王母廟存在著奇特的連結，那是無從解釋的，我的內心油然升起的歡喜與歸屬感，身心得到洗滌與釋放，在這集山水靈氣、日月精華之地，讓我的信仰更加堅定了。

但神奇之事並沒有完結。

在新疆兩星期行程的最後一天，我們拜訪喀什地區的回族人家，席地而坐大啖手抓餅與羊肉大餐，那是一場惜別會，大家玩得十分盡興，席間友人起哄要我唱一首歌，代表大家向地陪導遊表示感謝之意。

雖然不斷解釋我連說話都有問題，以聲音沙啞爲由婉拒，卻拗不過所有人的盛情，只好硬著頭皮獻醜。沒想到一開口，連我自己都被意外的悅耳歌聲感動，預期中如鴨子叫的難聽嗓音消失無蹤，我的繭竟然不見了，喉嚨不藥而癒！

一趟西域之行，是否與前世有關？我無法證實，但是背痛與喉嚨宿疾，剎那間消失於無形，連同行的知名耳鼻喉科醫師都嘖嘖稱奇，我只能確定信仰具有神奇的力量，因爲擁有堅定的信念，所以力量更加強大。

之後數年，我陸續前往天山天池四次，除了捐款爲西王母重塑金身，也幫助了當地貧農與孤兒院童改善生活。信仰賦予我信念，讓善的能量源源不絕，生生不息，這就是我相信的眞理！

天池與西王母祖廟

天池，是天山山脈東段博格達山主峰博格達峰北麓處的冰磧湖，位於新疆省會烏魯木齊東四十五公里處，為中國五A級旅遊勝地。

天池東岸上的西王母祖廟（瑤池宮）始建於元朝，至今有八百多年歷史，傳說王母娘娘在此修道成仙，故稱為西王母祖廟，當年香火鼎盛，

但一九三三年毀於新疆獨立事件戰火。

八〇年代末，九〇年代初，海內外華人多次受到西王母托夢，尋找夢中仙境的人絡繹不絕，後來發現天池之景與夢中非常相似，最終確認此地為西王母託夢之地。一九九九年由臺灣道教慈惠堂出資於原址重建，為新疆最古老海拔最高的道觀之一，臺灣信徒前往天池西王母祖廟膜拜，視為神聖的朝聖之旅。

9

生活處處皆啟發——芭蕾

現在的我，和最初的浪漫一樣，
對舞蹈的熱情也不變，
我要一直跳到八十歲、直到跳不動為止！

在我六歲左右，舅舅帶我去看奧斯卡得獎經典歌舞電影《紅菱豔》（The Red Shoes），第一次欣賞如此唯美的芭蕾舞蹈，我目不轉睛，大爲驚豔，回家立刻央求媽媽讓我學芭蕾，因爲我想要像女主角一樣，穿著停不下來的紅舞鞋，從黎明到凌晨，從大都會到荒野山巔，旋轉、飛躍。一舉手一投足間舞動的美感，啓動跳舞的熱情，啓蒙我的舞蹈生涯！

走出電影院，映在腦海裡的《紅菱豔》舞步，就成爲我童年最大的閒暇樂趣。小時候常常在夏日午後在庭院裡的大樹下，幾個鄰居小孩就在我的「指導」下一起跳舞，沉浸在律動中總讓我好快樂，舞蹈帶來純粹的愉悅，讓我也像《紅菱豔》的紅鞋女孩一樣停不下來。

我成爲汐止小鎮上唯一一個學跳舞的小孩，一個星期只有兩天舞蹈課，當然無法滿足我時時刻刻都想跳舞的心。媽媽爲我在廚房旁邊的小房間，布置了一個小小的舞蹈教室，相當專業的設有芭蕾必備的扶把和三面鏡子，附近有興趣的小孩，週末假日就跑來跟我學跳芭蕾舞，我們排練了《白雪公主與七矮人》，在父親所屬單位的某次國際活動裡，我們小小舞團還曾經在美軍俱樂部登臺表演呢！

小學六年級，懵懵懂懂的我已經嘗試將愛跳舞的熱情感染周遭的其他人！

我曾經和張小燕在同一個舞蹈老師門下學舞，她當時已是全國知名的童星，我看過張小燕獨舞《貓》，她將腳拿起來洗臉的動作靈巧生動，慵懶的拱背、走貓步，那些模仿貓延伸身體的方式，讓我對舞蹈又有了新一層的認識。因爲張小燕給我的靈感，我改編了一段芭蕾舞《貓》，在世新的迎新會上表演，獲得了滿堂采。

念世新時，上映二輪電影、不清場的戲院「新南陽」還在，有一次我發現正在放映我最喜歡的舊片《紅菱豔》，這部電影改編自安徒生童話，劇情、舞蹈、攝影、演員俱佳，是非常經典的歌舞劇，不僅對我的影響深遠，後來我才知道雲門舞集創辦人林懷民和我一樣，也是因爲這部電影從此決定投入舞蹈，改變了人生。

因爲《紅菱豔》具有如此魔力，以及對我的特殊意義，那天我決定連看三遍《紅菱豔》以表敬意，看得非常過癮，只是走出戲院時，已經頭昏眼花、眼冒金星了。

數十年間，我開心愉快的時候重看《紅菱豔》，寂寞傷心的時候也看，這部電影在之後的歲月裡一直陪伴著我，數不清重看了多少次，二十次？三十次？次數已經不重要，只清楚記得每看一次，就多一次感動。

從小我就知道跳舞是我的最愛，隨著一遍一遍的重看《紅菱豔》，以及後來到日本念書時的《西城故事》、莎莉麥克琳的《生命的旋律》，這些影片都成爲我的舞蹈老師，除了電影中絢麗的舞步提升我的編舞功力，從中我一次次的確認舞蹈的初心，更加堅定舞蹈是我人生中最重要的一部分。

在寶塚念書時，日本同學稱我爲小老師，課後練習時，我總是透過小小的調整，動作就有頗大的進步，我所擁有的敏銳度，讓我有成爲一名好舞蹈老師的潛質。

當我從寶塚學成歸國，臺視搶著與我簽約，要我繼續在《群星會》中表演舞蹈。但父親卻堅持我應該開舞蹈社教授舞蹈，在父母的觀念裡，上電視當明星不如當專業的舞蹈老師。

舞蹈是我一生的興趣，後來成爲我的職業，這是相當幸運也很幸福的一件事，但是回歸初心，舞蹈更是屬於自我的私密時光，只要跳舞就能帶給我極大滿足，成爲明星、站在舞臺上接受喝采，對我而言並非必要，也不是很重要。

因此不論是臺視《群星會》或中視《金曲獎》的表演，我以電視公務員的心情泰然處之，之後逐漸退出螢光幕，爲自己而跳，爲興趣而舞，亦無失落感！

我從小的志願就是成爲幼兒舞蹈老師，成立舞蹈社之後，有小學生也有大學生來學芭蕾與現代舞，其中有幾位後來成了雲門的第一代舞者。

我在日本寶塚跟世界級的舞蹈老師學習、觀摩許多精采絢麗的舞臺演出，大開眼界，收穫豐碩，是我人生重大的轉捩點。回臺灣之後，我感嘆曾經發生在自己身上的困擾與錯誤，自己走過的冤枉路，受過傷的痛苦，對身體有了更深一層的認識之後，更不希望有人重蹈覆轍，循序漸進才能走得長長久久。

在教舞的過程，我十分注重基本動作的訓練，例如當我六、七歲時還沒練好基本動作，卻只憑著雙腿的力氣穿起硬鞋，只爲踮起腳尖的漂亮姿勢，卻連膝蓋都挺不直，這是我年幼時代揠苗助長的迷思，後果就是練出一雙強壯有力的粗腿，後來得靠極大力氣才得以矯正回來，我希望學生避免相同的錯誤。

芭蕾是一項非常注重肢體延伸的舞蹈，讓肢體處於端正、挺直的優雅姿態，因此十分重視標準的打底基本動作。芭蕾的五個基本動作讓肢體旋轉、下蹲、腿部的伸展、踮高時，都能在良好的基礎下自由的控制並運用身體，隨心所欲的舞動，學習彈性、耐力，並訓練有素的延伸，在學習其他舞蹈時，也更能自在駕馭。

因此芭蕾的五個基本動作必須反覆練習到爐火純青的地步，尤其是初學的小舞者，花俏的舞步與動作都得耐著性子的慢慢等待，等到下一個階段，希望肢體做到什麼程度的延伸，便能水到渠成，這是急不得的事。然而有小部分心急的家長卻不了解基本動作的重要，反而認爲我教得太簡單。

在我的舞蹈社裡，也有許多藝人來學舞，張蓓心、王祖賢當時是小學生，也在媽媽的陪同下來了。長相甜美的歌星張蓓心並沒有舞蹈的背景，學舞的目的只是希望在舞臺表演時可以更精采、更好看，但張媽媽與我溝通的第一件事卻是擔心女兒筋骨很硬，沒辦法劈腿。

會不會劈腿其實並不重要，因爲身體會越練越柔軟，關節伸展的角度會越來越大。如果張蓓心勤練舞蹈，學習與身體對話的技巧，或許可以柔軟到可以劈腿的地步，但一開始便想特技表演，與別人比較，並沒有必要，也非常容易受傷，因爲每個人的體質與體能不同，展現出個人特色更重要。

學生總說我跳舞時和平常的樣子大不相同，就像換了一個人一樣！每個人在舞臺上都有獨特的風格，平常的我總是糊塗得像個傻大姐，但在舞蹈時，我專注、投入、認眞，所以當學生說：「我想要和曹老師跳得一樣好。」我並不鼓勵他們「像」我，因爲每個人都應該追求自己的「最好」，而不是學得和老師一模一樣。

尤其現代舞著重詮釋意念、表達自我，每個人的長相、肢體、跳舞的模樣都不一樣，應該發揮自己的特色，創造出無限的可能性，不需要千篇一律，不論完美與否，每個人都有發光發熱的時刻與舞臺，接受自己的失誤並追求進步，是我在教學生涯中領悟到的人生態度。

在我年輕氣盛，事業正處於巔峰的二十多歲青春年華，曾在聯合報的專欄寫下：「如果有來生，還是要選擇舞蹈！」如果能像電影《紅菱豔》裡的芭蕾舞伶一樣，跳到氣力消耗殆盡，將一生獻給舞蹈是多麼浪漫的事！

如今再重新檢視自己，如果人生可以重來，我一點都不想要改變什麼，我是滿足的，也是驕傲的，雖然也曾經失望、掙扎、痛苦與不如意，但舞蹈帶來的富足與快樂是任何事都無法取代的。

經歷了美好的人生旅程，現在的我，和最初的浪漫一樣，對舞蹈的熱情也不變，我要一直跳到八十歲、直到跳不動爲止！

《紅菱豔》簡介

一九四八年一部改編自安徒生童話的經典歌舞電影《紅菱豔》，贏得一九四九年奧斯卡金像獎最佳原創音樂、最佳藝術指導、金球獎最佳原創配樂等獎項，並搬上舞臺劇，成為常映劇碼。

10

克服障礙的第一步——峇里島

只要是喜歡的事物，
不論過程有多困難，都會鼓勵自己努力克服，
接著就會有源源不絕的動力持續下去！

有一年我與朋友赴峇里島度假，我們倆都有恐水症，更不會游泳，來到這熱帶度假小島，我們只想看看風景，躺在沙灘上晒晒太陽，享受遠離塵囂、沒有壓力的輕鬆時光。

峇里島金巴蘭四季飯店的無邊際泳池遠近馳名，海天一線，美到天邊，風景怡人極了。我們望著那崖邊的池水，連接著海水的旖旎景象，卻只感覺人在水裡可能會一路飄流到大海裡，太沒有安全感了，於是我們在池邊散步，欣賞依地勢層層落下的水瀑，安坐在咖啡廳裡，連腳趾頭都沒沾濕。

接著我們入住另一間飯店，則有完全不同的感受。凱悅的泳池蜿蜒如S形，像是熱帶花園裡的水塘，有小橋瀑布、假山造景、繽紛的花朵怒放其間，泳池深處只及胸，淺處及膝，因爲腳可觸地，怕水的心理障礙全消，不會游泳的人也可以站在水中漫步賞花，美景當前，滋味無窮！

在這三天兩夜裡，我們玩到興起竟然大膽嘗試將頭埋進水裡，學著悶水、用狗爬式游泳，終於邁開學游泳的第一步，還愛上了這泳池，沒事就泡在水裡，恐水症先被花園景觀與周遭舒心的氛圍卸下了心防！

我抓著池邊扶手，在水中按摩腿部肌肉，利用水的阻力做暖身運動，接著跳起水中芭蕾，下蹲、腿部伸展、劈腿、漂浮等等，想像自己正在表演上下顛倒的水上芭蕾舞，自得其樂，開心不已。

美好的風景畫面通常有助於學習，更能領悟和自己身體對話的訣竅。在峇里島燦爛的陽光、溫暖的池水、琳瑯滿目的繁花與植栽中，我們全身放鬆、通體舒暢，拋開恐懼，克服了心理障礙，兩個旱鴨子在泳池裡找到極大樂趣！

在我幼年時，父親帶我到福隆海水浴場戲水，他將我安置在大游泳圈中，拉著泳圈在波浪裡享受載浮載沉，搖曳的節奏，就在我快睡著之際，不知怎的游泳圈竟翻了過去，等到父親將我從海裡撈起來時，我已經被溺水的感覺嚇到，之後再也不敢將頭浸到水面之下。小時候的記憶讓我對水避之唯恐不及。

挫折往往讓人不敢再次嘗試，於是選擇退卻，讓「保持距離以策安全」的想法持續下去，溺水的恐懼感讓我差點錯過美好愉快的體驗。而跨越恐懼的第一步，除了意志力，喜好與興趣無疑是突破的關鍵與捷徑。

記得在日本念書時，第一天上吉他課，手指頭按著弦，有如接受酷刑般疼痛，第二天再練習，有如刀割的痛楚讓我眼淚直飆，無論如何我都不願再彈吉他了。

但練習芭蕾時，穿著硬鞋踮起腳尖練舞，跳到腳尖磨破皮，染紅襪子、沾黏血水，脫掉襪子時再揭傷口，洗澡的時候和平常穿一般鞋子的時候，腳趾頭的痛一直都在。

隔天再上課時，不僅僅是我，班上每個同學都還是繼續跳、繼續磨破皮、流血、繼續忍耐，等磨到一個程度之後，傷口結痂磨出厚繭，也就不痛了。練舞的辛苦過程、身體的疼痛，我甘之如飴，不曾抱怨。

有一次我穿著軟鞋練舞，不小心被跳踢踏舞的同學踩到，小趾頭的指甲當場就掉了，但是第二天我照樣繼續練舞，對於舞蹈的熱愛讓我忽略疼痛，甘心承受，不讓皮肉傷阻擋我的學習。

只要是喜歡的事物，不論過程有多困難，都會鼓勵自己努力克服，接著就會有源源不絕的動力持續下去！所有的痛或苦或寂寞，好像都變得可以忍受，不必別人耳提面命，就有一股發自內心的動力、心甘情願的付出，而且還樂在其中！

國內外有許多傑出的舞者，因爲疾病或車禍意外，導致肢體不全，但是並沒有妨礙他們繼續跳舞的決心。像是拄著拐杖依然優雅跳芭蕾的單腳中國男舞者、單腿搭配拐杖仍舞得明快俐落的騷莎舞者、英國肚皮舞冠軍崔西因爲車禍，導致膝蓋以下的腿必須截肢，但他裝上義肢後仍繼續表演，其絕佳的平衡感，讓不知情的人完全看不出異狀。

印度達人秀中，舒伯莉以單腿舞蹈贏得第二名，前幾年曾參加臺北電影節的香港電影《狂舞派》，就是以華裔美國舞者 Tommy Guns 的眞實故事改編而成，他右膝患癌，截肢後仍勇敢追夢，裝上義肢後繼續大跳霹靂舞。

臺灣抗癌鬥士、獨腳舞者林睦卿十六歲時，因罹患骨癌失去左腳之後，成爲弦月舞集、三手三腳舞團舞者……單腳舞動人生的故事不勝枚舉，他們不因人生中巨大的打擊而放棄，因爲心中的熱情，克服了障礙！

熱情就是正面能量

多年前，我與已故作家三毛曾經有過這樣的一段對話。

我羨慕她的好文采，藉由文學抒發感情，將生活中的心情、旅遊的點滴，透過鮮活的文字，分享喜怒哀樂。

但三毛卻望著我說，她寫文章時不停的回想，不快樂的事也一再的反覆咀嚼，書寫的同時不斷重新經歷痛苦，越寫越難過。她反而羨慕我在舞蹈中，煩惱與凡塵俗事都可以暫時遺忘，那是更棒的事！

我無法否認三毛的說法，因為當我跳舞時，煩惱的確全消，聽著音樂旋律，數著拍子，就進入忘我的情境，那是我快樂的泉源，我的祕密花園。

11

基礎創造無限可能——現代舞

我一直堅信每個人都有屬於自己的特色，
發揮特色就能獨一無二、與眾不同，
就能在藝術的領域裡占有一席之地。

日本關西地區因爲有我的母校寶塚，一向是我最喜歡旅遊的地區。有一年我與友人赴大阪城賞櫻花，有古色古香的舊城，也不乏現代都市的先進，大阪地鐵的設計非常人性、便利，地下商城應有盡有，冬天也不必擔心天寒地凍，愛血拚的婦女同胞可以在這裡享受美食名品，絕對是度假購物的好地方，因此大阪地下街永遠人潮洶湧、川流不息。

就在遊客如織的間隔中，友人竟眼尖瞥見地下街遠遠牆上張貼著她的偶像——資深巨星田村正和正在大阪公演的舞臺劇宣傳海報。我們當然不會放過千載難逢，可以近距離欣賞偶像演出古裝大劇的機會。三十年前當紅的田村正和挑戰時代劇，正好也是我第一次欣賞歌舞伎①演出。

田村正和雖非科班出身，但舞臺上架勢十足，他穿著厚重的古裝和道具，全身上下的裝備至少重達三十公斤，但舉重若輕，腳步非常輕盈，完全駕馭所有的武打動作，並且舞得行雲流水，十分好看，劇場裡影迷此起彼落的喝采聲不絕於

---

①日本傳統舞臺劇，全數由男性演員扮演。

耳！田村正和果然是硬底子演員，演出古裝舞臺劇，演技無所遁形，也無法NG重來，但他展現的功力，絕非一時三刻、臨時抱佛腳可得，精準的細節掌握，是多年扎根的證明。

也因此，完全不懂日文的友人，能夠被描繪日本文化精髓的時代劇感動得又哭又笑，就證明了戲劇透過演員訓練有素的功力，以聲音、肢體語言傳達感情，展現足以跨越語言與文化界線的舞臺魅力。

在我學舞的過程中，除了芭蕾，也旁徵博引吸收京劇、民族舞、日本舞、肚皮舞、佛朗明哥舞等不同舞蹈的精華，融入現代舞的舞步中，成為與眾不同的個人特色。

十六歲時，我為了參加民族舞蹈比賽，前往享負盛名的「小大鵬」學習梅派的《天女散花》，不曾學習京劇身段的我，從基本練起，我記得在小大鵬的院子裡勤練小碎步，從半步的慢走開始，再加快速度，上身維持不動，以小碎步移動時，就有仕女的從容雅致。

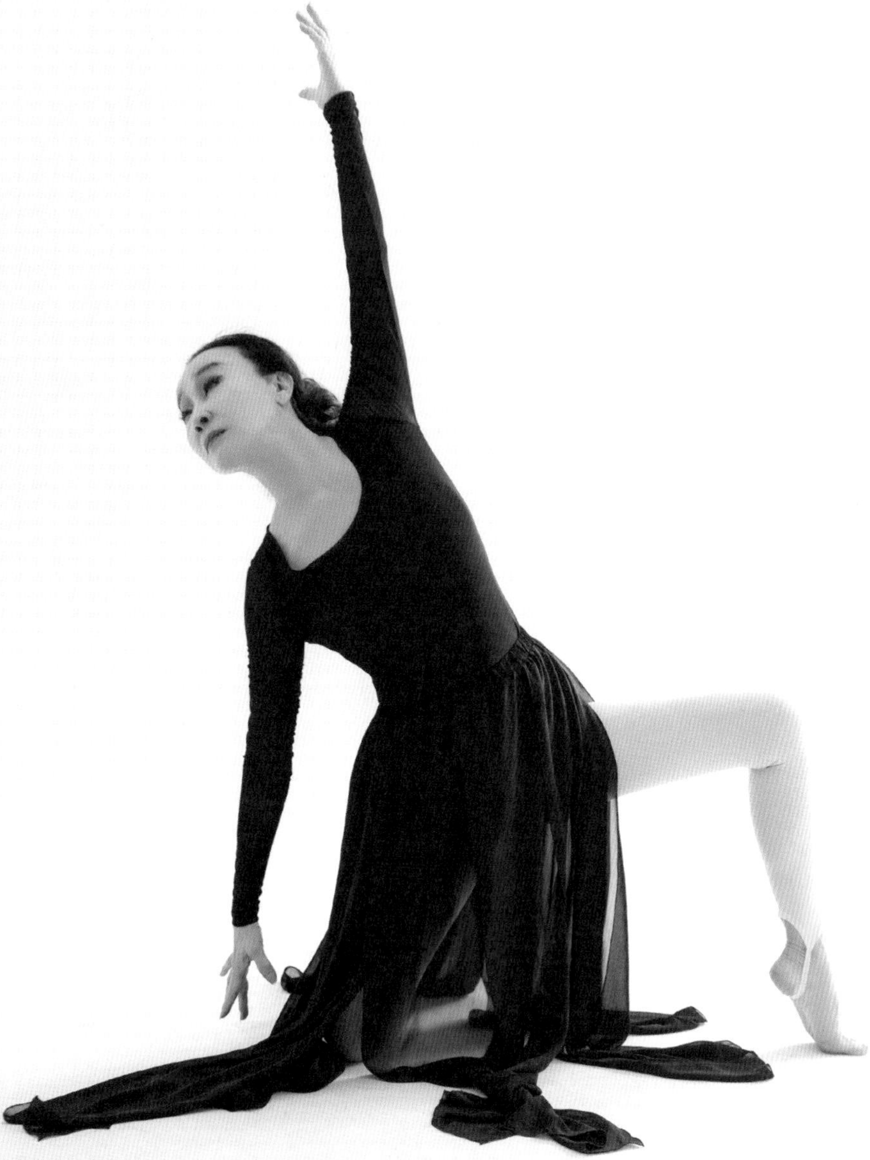

在小大鵬的院子裡，爲了踩出天女的步伐，我規定自己練習以小碎步走一百圈，這樣天天下苦功，熟能生巧，才能在舞臺上舞出輕盈流暢的美感，行雲流水般的《天女散花》才有京劇的風采底蘊。

除了京劇之外，日本舞緩慢的肢體移動，啓發了我精準控制肌肉的能力，佛朗明哥舞的手勢動作、肚皮舞的嫵媚、芭蕾優雅的身體延展訓練，讓我更能自由的運用身體，融會貫通呈現在現代舞的舞步中，成爲更加揮灑自如的我。

現代舞之母瑪莎葛蘭姆曾說，她受到日本舞的啓發及瑜伽的影響深遠。透過簡約卻充滿深沉力量的舞姿，向觀衆展現她的內心世界，而瑪莎藉由收縮下腹部肌肉以凝聚動力，再以此動力延伸動作至更高、更遠、更長，這套訓練肢體的方式成爲日後現代舞的主流，她獨創的葛蘭姆技巧——以收縮與延展爲基本技巧，或許就是來自日本舞與瑜伽的靈感，而我曾經學習過日本舞，所以更能了解瑪莎葛蘭姆的理念，從中獲得許多領悟。

腹部的核心力量是所有動作的根本，也是我在寶塚將芭蕾的五個基本姿勢矯正好了之後，最大的收穫。不論學習何種舞蹈，將基本動作做到位之後，才能發展創意，隨心所欲塑造自我風格。

我一直堅信每個人都有屬於自己的特色，發揮特色就能獨一無二、與衆不同，就能在藝術的領域裡占有一席之地。所以當熱愛跳舞的姪孫女蘇菲，希望我給她些許建議時，我能提供的也只有「打好基礎、練好基本動作」而已。雖然有些老生常談，過程或許枯燥乏味，但卻也是最重要、別無其他捷徑的方法！

瑪莎葛蘭姆舞團至今仍聞名全球，瑪莎的現代舞影響深遠，感動人心，若沒有學習芭蕾的深厚基礎，她的舞作該如何藉由身體舞出悲歡離合與喜怒哀樂啊！

這就是我喜愛現代舞的原因，它有無窮的想像空間與無限的可能，每個人都可以創造出屬於自我的風格，靠自己的努力去豐富它，融入自己的特色，把舞蹈詮釋得更好看、更吸引人。

我在寶塚最喜歡的老師神田明子，就是瑪莎在紐約的第一代學生，她的舞蹈風格唯美，非常吸引我，也因爲神田明子老師的啓發，我更加堅定現代舞就是我的目標。

我的個性隨興所至、大開大合，不喜歡一成不變，不願受限於框架，所以當我還是小學生時，已經迷上編舞的樂趣。每一次舞蹈就是全新的經驗，便有不同的詮釋。

回到臺灣繼續在電視臺主持兼演出，即使搭配相同的旋律，我也會創作出不同的編舞。誠如大師瑪莎葛蘭姆所言：「The body says what words cannot.（肢體足以傳遞語言無法表達的訊息）」對我而言，舞蹈傳遞出每一個當下不同的情感，千言萬語，自是變化萬千！

現代舞技巧

現代舞技巧以開發肢體潛能為主要目標，有別於芭蕾或各種固定形式的舞蹈技巧，現代舞講求的是以肢體作為傳達喜、怒、哀、樂的工具，因此「唯美」並非主要的訓練目標。

目前主要的流派崛起於二十世紀初期的美國本土，包括葛蘭姆技巧（Graham Technique）、李蒙技巧（Limon Technique）、韓福瑞技巧（Humphrey Technique）、何頓技巧（Horton Technique）、放鬆技巧（Release Technique）以及綜合各大流派精華，或依授課者個人心得設計而成的自由形式（Eclectic Style or Free Form）。

現代舞技巧訓練

現代舞的技巧訓練包括地板動作、站立動作及流動組合的變化。部分流派，例如葛蘭姆技巧的基本課程，也會藉助於把杆（barre），以便初學者保持平衡。

每一種特定技巧流派，依其主要的動作呈現而形成特殊的形式風格。當現代舞於二十世紀初期興起時，各門各派講求專一訓練，不鼓勵交換學習。然而隨著後現代主義（Postmodernism）的興起，現代舞技巧的分界逐漸模糊，也不再如以往一味講求獨門專攻，反而是交替琢磨各門各派的動作技巧。

12

選擇快樂過生活——夏威夷

人生這趟旅程都要以快樂為目的，
以歡喜開心的正向態度面對世事，
成為身心健全的人。

我的舞蹈社曾有一個六歲的自閉症小女孩來上課，因爲媽媽剛生下弟弟，讓她擔心得不到父母的關注，所以從弟弟出生之後就拒絕開口說話。憂心不已的父母試過各種方法，姑且一試將女孩送來我的幼兒芭蕾班學跳舞。

第一次上課，女孩在父母的注目下，除了不說話，更賭氣似的一動也不動的站了半堂課，不配合的倔強態度十分明確，於是我請父母先回家，暫時離開以解開僵局。後面的半堂課，小女孩可能覺得跳舞挺有趣的，竟然願意跟著老師跳舞，但是只要她的爸媽一出現在她的視線範圍內，她便會恢復「不動如山」的狀態。

女孩如此持續不發一語的練了三個月的初級芭蕾，有一天她突然打開說話的開關，無預警的開口問老師問題，而且一開口就停不了，似乎打算將一年來沒說的話一次說完，對任何事都感到好奇，突然之間的轉變讓人嘖嘖稱奇。

小女孩因爲喜愛舞蹈，在舞蹈裡一步步將情緒問題慢慢釋放掉，這個案例讓我看到舞蹈的魔力。

還有一個例子，有一次我去參加姪孫女蘇菲在學校熱舞社的成果發表會，愛跳舞的她，一上臺就兩眼發亮，渾身是勁，舞力全開，只要聊起舞蹈，她就會滔蹈不絕的，如果禁止她跳舞，便會一副病懨懨的模樣……望著蘇菲，就像看到我自己！

每個人心中都有一座快樂的泉源，我對舞蹈的熱愛不曾停歇，生活中只要有舞蹈，聽著音樂旋律，數著拍子、出點汗，讓身體的律動分泌出腦內啡，便會充滿歡樂與能量，熱情滿滿的迎接每一天的到來。跳舞讓我專注在當下，有時甚至到了忘我的境界，凡塵俗事都會暫時拋到腦後，再糟糕的難關也能打起精神，勇敢面對。

在旅居夏威夷的五年期間，雖然身處眾人欽羡的人間天堂，但對我而言，不能自由自在的舞蹈，再美好的事物都會瞬間變了調。

我有如住在美麗的囚室，蔚藍無比的海洋，成了隔絕快樂的鴻溝，豔陽與徐徐海風也無法讓我順暢呼吸，日常生活成了枷鎖，讓我失去重心，再美麗的沙灘，再多的財富也不能讓我開心起來。

夏威夷充滿各種來自海洋的驚奇，我最喜歡去各島的水族館，有百年歷史的、有適合親子共遊的海洋中心，站在大水槽前面，就像面對美麗的大舞臺，魚群在水裡自在優游，翩然起舞，有時候是獨舞，有時候是排舞，不必排練就充滿動感與和諧。在這裡，地心引力無用武之地，水中世界展現最極致曼妙、華麗無比的舞姿。有時候我可以在水族館逛上一整天，心靈得到平靜，自己似乎也成爲那水中翺翔飛舞的一分子！

夏威夷的水族館，帶給我無法跳舞時的精神寄託，因爲大自然總是帶給我最動人的畫面，魚群美妙的飄移、曲線搖擺的姿態，在我的眼裡和心裡，全都變成舞動的身影，讓我心情放鬆、樂不思蜀。

小時候念書被安排坐在靠窗的座位時，我的視線總是被窗外的景致吸引，我觀察雲朵每一秒的瞬間變幻，樹影隨風搖曳的模樣……深深沉醉其中，想像舞步要如何才能夠像雲朵和樹葉一樣，舞得如此唯美與優雅，這些畫面，全都成爲我在舞臺上的最佳靈感……秋天時走在高高的梧桐樹下，落葉翩然落下，葉片和葉片碰撞出的「沙沙」樂音，總讓我停駐腳步，佇立在這繽紛之中，發呆許久，直到遠處傳來學校鐘響，上學又遲到了！

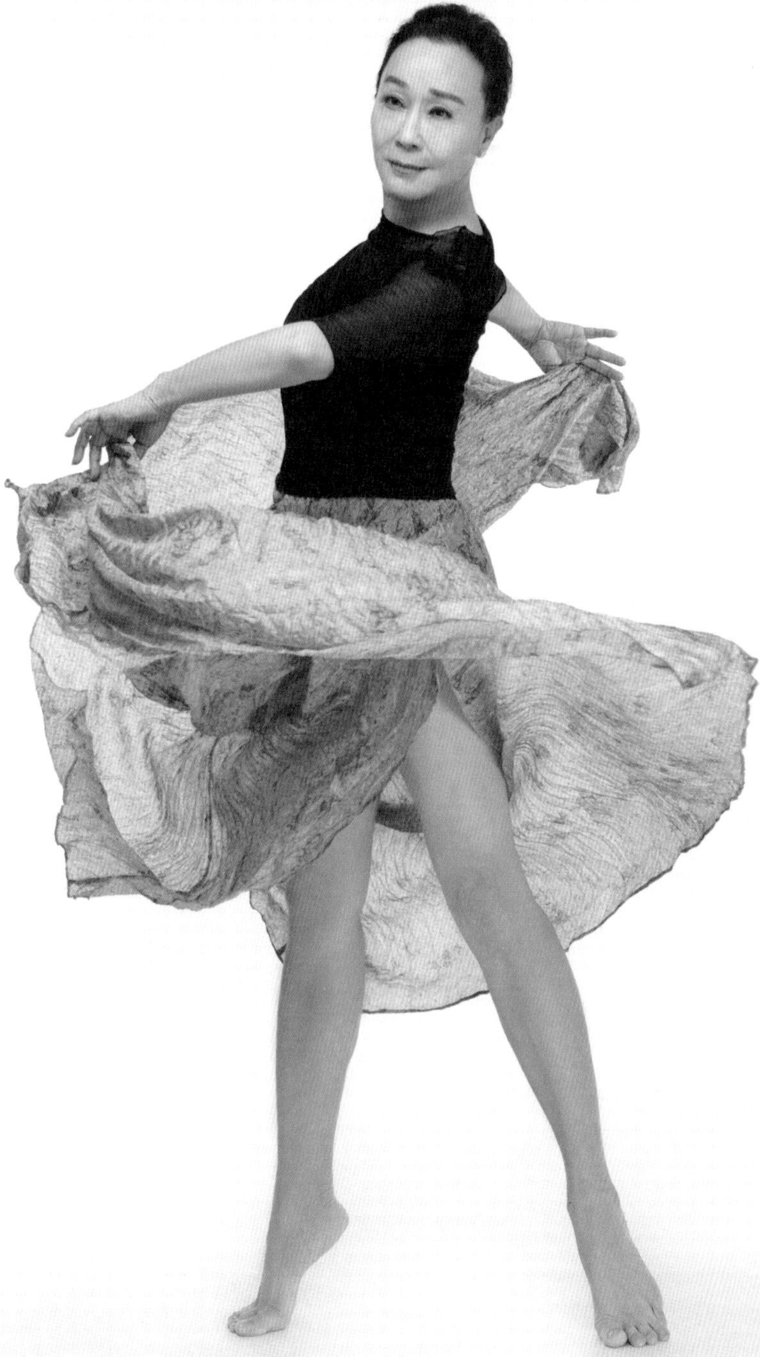

我的「快樂門檻」很低，所以很容易感到開心，總結我的人生哲學，就是「隨遇而安」四個字了！懵懵懂懂的走過七十個年頭，所求不多，不論做什麼事、處於何種環境，快活自在才是最重要的，不論是皇宮貴族還是販夫走卒，人生這趟旅程都要以快樂爲目的，以歡喜開心的正向態度面對世事，成爲身心健全的人，將能量放送出去，感染別人、幫助別人，成爲互相影響的良性循環，這個世界會因此變得更好，更良善，這也是我一路走來的人生態度！

踏入社會總是會碰到三教九流的人以及無法閃避的烏煙瘴氣，不用在意、不必對號入座，更不需要存放在心裡，我的忘性極佳、敏感度也頗低，對不愉快的人或事，丟進腦袋裡的小抽屜裡，關上了、就忘記了，想不透的煩惱事，轉個彎往好處想，放自己一馬，何苦爲難自己呢？

我很幸運的生在一個正常幸福的家庭，父母觀念開明並且支持我的興趣，讓我一直持續學習熱愛的舞蹈，成就現在的我。雖然我單身也沒有子女，但是我並不孤獨，因爲我的內心是富足的，即使一個人也可以自得其樂，有時候甚至非常享受獨處的樂趣。

有時候走在公園裡，陽光暖暖的灑在臉上，微風吹的樹葉沙沙作響，感覺很舒服，此時我就會隨風起舞，芭蕾的轉圈、佛朗明哥舞的手勢，有人經過，我就走開，或是在四下無人的月臺等車，心中只要響起音符，我也會隨興的跳幾拍，沒有觀眾，但自己非常開心。

雖然處於繽紛的電視圈，但是我並不愛熱鬧，無法天天交際應酬，有時候不得已必須謊稱不在家，以換得一天安靜的獨處時光，好閱讀最愛的小說。我覺得每個人都應該保有一個和自我相處的時間與空間，一個學習面對自己的機會。

我最大的樂趣是在忙碌的空檔，抽出三天時間，獨自一人到日本隨意逛逛、吃飯、喝咖啡，在日本人潮最洶湧的鬧區銀座，坐上一個下午，觀賞眾生百態，有時候三天下來只有和飯店門房、餐廳服務生對話，我非常享受這樣的時光。

或是在峇里島的發呆亭，想像自己是電影《享受吧！一個人的旅行》裡的茱莉亞羅勃茲，在天寬地闊的山海之間，盤腿打坐，排除所有煩憂，感受自己身體在呼吸吐納之間的起伏與回饋，身心沉澱下來更能體會身體的細膩處，每一條神經的牽動和每一塊肌肉的感知，都隨著呼吸得到放鬆，因此嘴角上揚，臉部線條柔和，愉悅的心情油然而生。

隨著歲月消逝，年紀漸長，我發現獨處是一種能力，也是了解自己並能夠面對自己的能力。

我一向不喜歡太複雜的事，大而化之的我常自嘲不愛動腦筋，對生活瑣事囫圇呑棗、得過且過，以隨遇而安的態度來面對人生歷程，即使有許多跌跌撞撞，我用自己的方式維持平衡，選擇最舒服的方式、開心的面對人生，不計算、不計較，凡事往好處想，快快樂樂、無憂無慮，是可以選擇的！

13

人生無常但求無憾

因為無常不可避免，那就努力讓一生無憾吧！

「人的一生，從出生就寫好了！」

母親以前常把這句話掛在嘴邊，小時候我總是聽不懂這是什麼意思，直到年紀增長，經歷過生離死別的震撼，才逐漸明白……或許這是人生無常的最佳註解，讓人在悲傷惶恐之際或許可以稍稍釋懷吧！

從寶塚音樂學校畢業回臺之後，數年間我都忙於電視演出，疏於跟以前的同學聯絡，所以當長我幾屆的大學姐說要來臺灣看我時，我十分開心。以前我們同住寶塚的「紫菫花寮」宿舍，我就很喜歡她，除了很漂亮搶眼，個性又好，因此我們結為好友。

數年之後，她已是備受矚目的明日之星，準備從寶塚歌劇團退團，和松竹電影公司簽約，就像黑木瞳一樣，在寶塚之後展開更寬廣的演藝事業。

她難得來一趟臺灣，計畫先在我家住兩天，接著去花蓮遊玩。我還教會她一首國語歌曲《永遠的微笑》，等她從花蓮回臺北，就安排她在黃海星導播的綜藝節目中演唱。

沒想到，她去花蓮搭乘的班機撞山失事，這一別竟就是天人永隔。

當我得知消息時，腦中一片空白，無法相信這是眞的，才剛道別，也排定了幾天後的計畫，卻隨著她的香消玉殞化爲烏有。來不及從震驚中恢復，記者已經蜂湧而至，急切得想從我口中得知更新的消息，在錯愕中我只覺一切都荒誕不已。二十幾歲的我，第一次面對身邊親友殞落的殘酷與驚嚇，才知死亡距離我們如此之近！

意外讓人措手不及，大學姐的父親和姐姐從和歌山趕來，氣質出衆的伯父因爲痛失至親而一夜白頭！我無法想像她的家人心中何等悲痛。在殯儀館送她最後一程時，在哀傷的氛圍中，我竟流不出一滴淚，就像心被攪亂了，只有混沌。

又隔了幾年，在非常意外的狀況下，驚聞寶塚一位同班同學癌症病逝的消息，英年早逝、白髮送黑髮的遺憾，又是一大衝擊。

那年我已經從臺視跳槽到中視演出，天天忙著編舞、彩排、服裝道具，日本TBS電視臺導演力邀我到京都演出一齣時代劇，他認爲我的古裝扮相非常適合他的角色，於是我告假三天到東京與導演會面，相約在TBS咖啡廳，並訂好隔天返臺的機票，沒想到在那裡巧遇三位寶塚同學，得知第二天就是那位同學的告別式。

那時我和同學已七、八年未見了，在ＴＢＳ咖啡廳，隔著老遠的距離，三位好同學憑著我特有的高額頭特徵認出我來，更離奇的是，她們原本約在對面常去的咖啡廳，三人竟同時忘記那家店當天剛好公休，於是臨時轉移陣地到ＴＢＳ來……她們說一定是那位同學很希望我參加隔天的告別式，這也是她父親的願望，因此事先通知了所有同學，只有我遠在臺灣，又因為搬了家，因此接收不到消息。

就像冥冥中就注定好一般，隔天我延後返臺的班機，去參加告別式，補齊了名單中的最後一人，全班同學全員到齊來送她最後一程。

從他們口中得知，那位癌逝的同學已經晉升為寶塚歌劇院的女主角了，也拍了多部電影，舞臺上表現亮眼，擁有非常多粉絲，隔年將與醫師男友結婚並息影，正在準備十二月的再見公演，大家都非常祝福她迎向人生另一個階段。

不料在九月巡演時，她從舞臺階梯上跌落受傷，送醫治療時發現罹患骨癌末期，已無法開刀治療。但在病榻中的她仍急於恢復，好出院重返舞臺做最後的準備，家人不忍告訴她生命已到終點，等不到再見公演與婚姻生活，便撒手人世。

青春正好、美麗、才華洋溢、幸福的同學，是東京望族之後，處於生活、愛情與事業的高峰，正準備迎接美好的人生之際，花正盛開卻突然凋謝，閃耀的星星瞬間殞落，生命突兀的到達終點，白髮人送黑髮人的悲痛，恐怕古今中外的任何人都難以接受，老天爺就像開了一個大玩笑，該如何消化這噩耗？可有泰然面對的可能？參加同學的告別式時，我感嘆人生的無常，對凡人又是何等嚴厲的考驗！

意外發生得太突然，因爲沒有心理準備，讓人無所適從，因此更覺得悲痛。愼芝老師的突然辭世，讓我難以置信，有一句話說「明天或意外，你永遠不知道哪一個先來」，來不及和愼芝老師說再見的遺憾，也一直留在我的心底。

我的成長過程中有許多貴人，一路上要感謝的人很多，他們幫助我實現夢想，其中愼芝老師是我的恩師，因爲她，我十六歲就在電視媒體擁有固定的演出機會與自由創作的舞臺，她幫助我精選音樂、服裝與烘托舞蹈的專屬布景，我只能說我非常幸運，遇到關華石與愼芝夫婦如此尊重、禮遇舞蹈家的節目製作人！

身邊有一位同學是愼芝老師歌唱班的學生，因爲這層關係，我有一次和她見面的機緣，成爲我後來在電視臺表演的開端。因爲愼芝老師的知遇之恩，我擁有更寬廣的表演舞臺與成就感，她也鼓勵我前往日本寶塚音樂學校進修，讓我在舞蹈的專業道路上更上一層樓，愼芝老師毫無疑問是我舞蹈生涯的大貴人！

初中畢業後，我曾跟隨蔡瑞月老師學舞，當時我跳了一支獨舞《海燕》，《群星會》製作人愼芝老師剛巧看到，於是邀我在節目中表演。當年電視機還是很稀有的新鮮產物，《群星會》是臺視第一個歌唱綜藝節目，備受好評且很受歡迎，有這個機會加入讓我興奮不已。

我將舞編好，一遍一遍的修改以求完美，卻不敢直說舞是我自己編的，深怕愼芝老師會擔心十六歲女孩的能力。結果第一次上電視，欠缺經驗的我，竟然忘記先將舞衣拿出來整理、熨平，等到播出時間到了，節目準備現場直播了，才發現我的絲質舞衣皺成一團，完全上不了場！

大家十萬火急、手忙腳亂的幫忙處理好我的舞衣，剛剛好趕上我出場的時間，第一次電視演出，還沒登場，我就先被製作人罵得狗血淋頭，迷糊個性差點誤事！

被罵過後，或許體認到這是第一次的電視初體驗，也非常有可能是最後一次，不論如何，一上場，就要將剛才的糗事全拋到腦後，只專注於自己的舞蹈。等到跳完後，發現大家看著我不發一語，害我差點以爲自己又闖出什麼禍事，後來才知道原來是我跳得出乎預期的好，得到了下週再表演的機會，從此展開一段爲期不短的電視表演生涯！

半世紀前的臺灣社會還是十分保守的，我的父親並不反對我跳舞，但是對於我「拋頭露面」上電視表演，卻十分抗拒，對於明星、藝人仍有著相當的心理障礙。

所以當我開始固定在《群星會》裡表演舞蹈之初，媽媽是我的共犯，負責防止爸爸在電視上看到我，母女倆都不敢讓他知道，但不久後，爸爸從親友口中就發現了。

爸爸是個嚴肅的人，爲了這件事，還找愼芝老師談話，但愼芝老師的內涵與擔保讓爸爸很放心，我才能繼續上電視臺表演。

確定考上寶塚後，一邊辦理休學，一邊要向一直照顧我的伯樂愼芝老師辭行，她不但鼓勵我、祝福我，還號召了當時好多大牌明星來機場爲我送行，因此當我在日本四年畢業後回到臺灣，我還是回到《群星會》，和愼芝老師繼續合作，之後我和愼芝老師、關華石老師仍一直保持連繫，成爲好友。

一九八八年三月，愼芝老師計畫好前往日本拜訪同學，行程已經安排妥當，她是一位謹愼的人，因爲有遠行，因此先試用新換的氣喘長效藥，沒想到吃了新藥引發身體不適，送到醫院時併發心臟病，就這樣離開我們，令人錯愕萬分！

我接到她女兒電話，希望通曉日語的我，代爲連繫愼芝老師一周之後預定要見面的日本同學，當我轉述事發經過，電話那一頭的驚訝與再也無法相見的失落，就如我再也無法向愼芝老師述說我對她的感謝一樣！

我在壯年時期的貴人兼好友曹又方，也是一位在意外中提早離開我們的優秀女性。因爲出版的緣故，我們成爲好友，還一起搭郵輪旅遊，她是一位堅強、有趣、值得向她學習很多事的好朋友。

我從美國返臺定居之後，圓神出版社發行人曹又方向我邀稿，希望我寫下從小學舞、日本留學、電視演出等等的經歷，於是開啓了我躋身作家行列之路。從第一本《美麗一生有祕訣》之後，在曹又方的督促之下，我連續出版了《全方位美人書》《美體瘦身寶典》《躍動越美麗》等四本書，如果不是曹又方的鼓勵與信任，不會有這些書的存在。

我始終記得愛熱鬧、敢愛敢恨的曹又方，聖誕節時在家辦了盛大的派對，有胡金銓導演等許多文藝界人士齊聚一堂，還有一位有名的古箏家在現場彈奏樂音，他彈得很好，在古箏琴音中，我穿著靴子在她家客廳即興跳了一段現代舞，當晚大家都非常盡興，而我完全不知道曹又方已排定隔天進醫院進行卵巢癌的切除手術。

手術後，曹又方在開始進行化療一個月後，突然邀我陪她到靈鷲山進香，雖然我當天要錄影，爲一個節目擔任評審，只好臨時跟節目告假，雖然心中非常抱歉，但是我選擇爲好友義氣相挺。

到了靈鷲山，師父建議我們上完香順道走到後山看看，據說風景很美。那是一條羊腸山路，並不是很好走，尤其當時又是大霧瀰漫，我們得低頭看著腳下，一步一步慢慢走，好不容易到了後山，比我們先到的人見如此大霧，已經決定放棄等候，紛紛折返下山。

我們抵達不久後，突然之間，那霧就像簾幕一樣，瞬間向兩側拉開，天空顏色湛藍無比，那景色美得後來我不曾再見過。在我讚嘆不已時，轉頭望向曹又方，她的神情專注不發一語，同行的另一人則忙著低頭找包包裡的相機，就此錯失欣賞美景的機緣，因爲大霧又像簾幕般拉上，前後不出一分鐘的時間。

這趟靈鷲山之行，我被好多朋友責備，生病的人不應該去走山路，如果發生什麼意外怎麼辦？我想自己的確考慮不周，也虛心接受大家的批評，後來曹又方特別來向我致謝，陪她走這一趟，因爲在那神奇的後山，大霧倏然散去之際，她看到了觀世音菩薩顯靈！

因爲相信神蹟，曹又方對自己的病情就此非常有信心，後來她以氣功抗癌成功，奇蹟式的在舉辦「生前告別式」之後，兩年後再以「重生茶會」慶祝重獲健康！

曹又方曾經來北京看我，她吃東西百無禁忌，胃口極佳，我們相談甚歡，還約定下次要同遊珠海，因此當抗癌成功十一年之後，卻說走就走，因心肌梗塞去世，享年六十有七。遠在北京的我，只有震驚與無法接受。

我的一生沒有太大波折、痛苦或憂愁，像是活在自己的一齣喜劇當中，我從來不多愁善感，也不自找麻煩，絕不陷入糾結的情緒當中，直到人過中年，經歷了幾位親近親友的突然離世，我開始思考生死問題，除了感嘆人生無常，今日相聚把酒言歡，隔日也許天人永隔，豈能不把握當下，珍惜所有！

在生死之前，一切名利、計較與欲念，都顯得如此微不足道，我下定決心改變偏食的壞習慣，注重身體健康，好好照顧自己，好好關照身邊親朋好友。

以前鮮奶油、肥豬肉是我的最愛，不喝白開水、討厭水果，除了生魚片之外，其餘海鮮一律不吃，現在我吃十穀米，每天一定喝兩千毫升的水，戒吃高熱量的垃圾食品，不再貪口腹之欲。

曹又方往生之後，我更加堅定自己的信仰，既然凡人無法控制無常，就將自己交給天上的主宰，無所畏懼的在自己的道路上努力追求成就感並認眞、投入，從中得到快樂，行有餘力回饋社會。

因爲無常不可避免，那就努力讓一生無憾吧！

14

返璞歸真——北京

不論居住在哪個城市，
都該留給自己一個靜下來思考生命存在價值的角落！

十年前，我決定移居北京，在這十年間，我見證城市不斷發展、進步，成爲令人驚豔的國際大都會，這巨大的變化一如我的生活，以前像跑馬燈一般跑個不停的忙碌日子，隨著定居北京，回到我的出生之地，心也跟著沉澱下來！

在我曾經長時間居住的國度中，除了臺北，日本關西、美國夏威夷與洛杉磯，是我因緣際會而停泊的人生驛站，但定居北京時，雖然過著近似離群索居的生活，遠離塵囂，平淡無奇，卻帶給我回歸自我的歸屬感，安定美好！

告別臺北的電視節目與排練，以及結束舞蹈教室和林林總總的演講與通告，來到六十歲的關卡，我只是單純的想靜下來。

鮮少與朋友聯絡，也不愛交際應酬，北京熱鬧好玩的事情與地方多得數不完，我獨愛藝文展演，各省表演團體的大會演已經看得我眼花撩亂，即使只是順路驅車經過，從高處眺望梅蘭芳劇院晚上燦爛輝煌的燈光秀，驚鴻一瞥的絢麗就足以滿足我。

在北京平靜的某天，好友冉肖玲來電邀我在她的臺北演唱會上擔任嘉賓跳兩支舞，一首是西班牙舞《吻我吧》(Bésame mucho)，另一首是現代舞配她的招牌歌曲《藍色的夢》。老友既然開口，我只有應允盡力而爲，但答應冉肖玲之後，幾乎馬上就後悔了，我已有十多年不曾正式登臺表演了，除了疏於練習，當時身體非常僵硬，在懊惱自己的衝動中，還是硬著頭皮尋找舞蹈教室來練舞。

在那裡，我結識了許多來自「長城舞團」的年輕舞者，和他們交換心得、分享舞蹈的訣竅，在年輕人面前，我感慨自己舞蹈動作不復當年，六十歲距離青春已遙遠，早已無法自由使用身體，只能羨慕年輕的美好，而我擁有及能夠自由使用的，只有青春帶不走的經驗結晶。

在舞蹈教室的年輕人當中，有個女孩在國外巡迴表演時扭傷了腳，仍硬撐著跳完後面的場次，一個星期後回到家，才知腳筋斷裂了。我們碰面時她在復健中，因爲深怕疏於練習會不進則退，仍非常認眞的天天到舞蹈教室練習。

我以過來人的身分提醒她，受傷了應該好好休養，如果不花時間讓受傷部分復原，憑著年輕的韌性，以自己的身體當賭注，有可能欲速則不達，更可能導致惡性循環，讓情況更糟糕。但是我的老人言與前車之鑑無法勸說年輕人，女孩急於重返舞臺的執著，一如年輕時的自己。

十七歲的我，在寶塚音樂學校的體操課上，練習前空翻時，手指頭不愼卡進軟墊的縫隙，拇指扭傷，落地時失去重心也拉傷髖關節，醫生交待至少要休養三個月，好讓筋骨修復。但是我卻連一個月都等不及，因爲受傷已經懊惱萬分，還被剝奪跳舞的權力，眼看同學天天持續的學習，對愛跳舞的我而言，簡直就像酷刑，於是我不顧筋骨還沒復原，便央求芭蕾老師讓我回教室上課。

期間雖有不適感，但我仍咬牙硬撐過去，後果就是兩個受傷處的後遺症一直困擾我至今：右手大拇指無力，右側髖關節無法完全開展。因爲心急不求根治，結果後患無窮，除了舞蹈動作受限，甚至造成更多的運動傷害，是當初始料未及的。

因爲肢體受限，在舞蹈教室練舞期間，雖然心中不免後悔答應冉肖玲演唱會的兩首舞蹈，但在勤練三星期之後，情況卻是漸入佳境，持續的練習與活動，很快就看到身體線條的改變。

最明顯的不同就是，我請專人訂製的舞衣，裙子的繫帶從原來綁在腰後，到後來要從後腰再繞回肚子前打結，腰身明顯變細了！

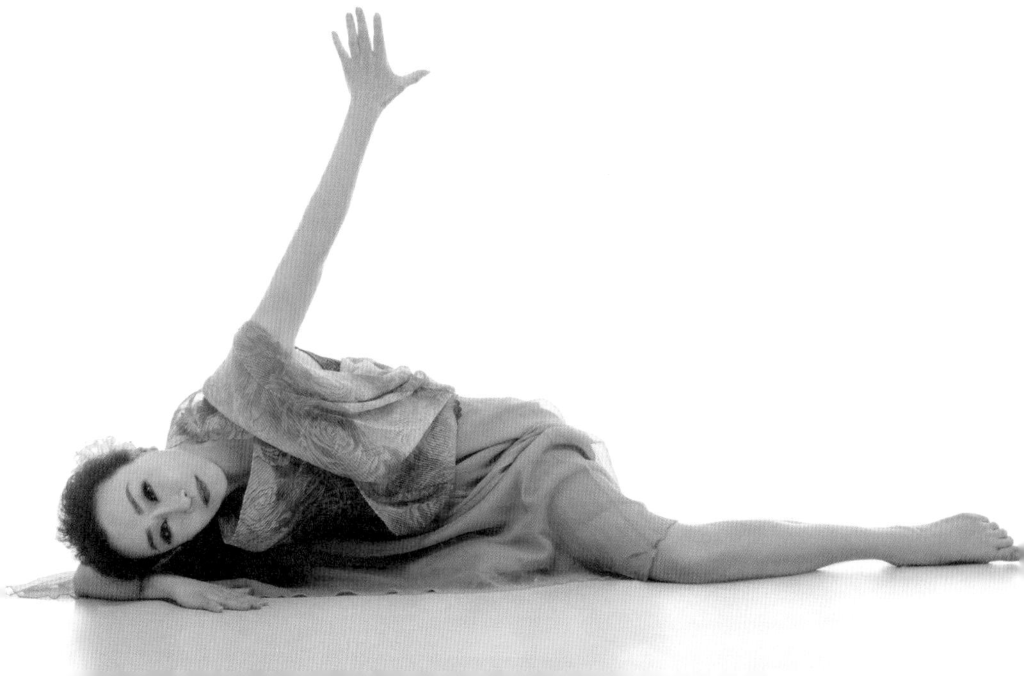

冉肖玲演唱會之後，我更加清楚身體的狀態，也開始正視自己身體的問題。我提醒自己，不論青春或熟齡，都該隨時照顧好自己的身體，年輕舞者容易輕忽受傷的嚴重性，但不論是否繼續跳舞，都該找回健康。於是我不再忽視、放棄，開始復健脊椎，定期按摩和整脊，二、三年過去，感受到身體不太一樣了。

找回肌肉與筋骨的彈性，腰痠背痛的情況也減輕了，最明顯的改變是我可以端正的坐好，不再隔幾分鐘就扭動身體，調整姿勢了，並且能夠以一字馬的劈腿來測試身體的柔軟度，以一位年近七十的女性來說，應該很值得驕傲吧！

在我居住的小區附近就是朝陽公園，在綠蔭中散步九十分鐘，有如漫步於森林中的舒適，是我每天的靜心功課。此外我很喜歡世貿天街的迴廊，上方天幕總是投影海洋、太空或大自然的影片，寬敞的中庭大廣場總是讓我聯想起露天表演廳，是讓人不禁想翩然起舞的地方。

很難想像只是一座公園、一個廣場，就足以讓我沉澱、冥想，得到平靜之感。以往被編舞、彩排、錄影、上課、演講等等行程填滿的我，總是被明天追著跑，該留心關注的或靜心反省的，都像縮時攝影一般，化繁爲簡快轉而過了。

在北京十年，最大的收穫是我從喧騰熱鬧的舞臺人生，成功無縫接軌到恬適自得的心境，以往目不暇給的生活不留白，看似精采豐富，卻有事事來不及細細品味的遺憾，未經仔細咀嚼斟酌，便匆匆消逝。

如今規律、簡單、清淡的日子，讓生活與心靈空下來，才有足夠的空間重新容納新事物，爲回歸自我重新出發，靜下來才能貼近自己的心，並感受到世界的廣大與奇妙。

保持身體的彈性，心靈也擁有柔軟的彈性，努力向前衝刺、應該偶爾放緩腳步的時候，檢視自我的身心狀態，不論居住在哪個城市，都該留給自己一個靜下來思考生命存在價值的角落！

PART 2

十分鐘身心靈平衡操

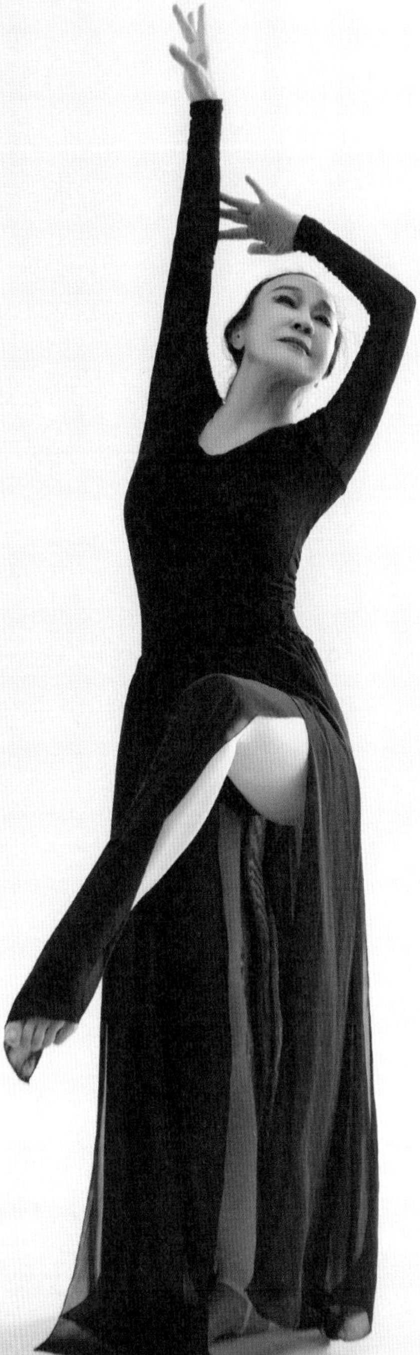

最後，

十分鐘實驗簡單的動一動，

隨時都是出發的好時機

把心靜下來，緩慢的進行所有動作，
每當延伸身體的任何部位時，都靜心感覺身體告訴我們些什麼了。
每天每天的進行，久而久之我們就會跟身體產生美好的聯繫，
達到天人合一的境界。

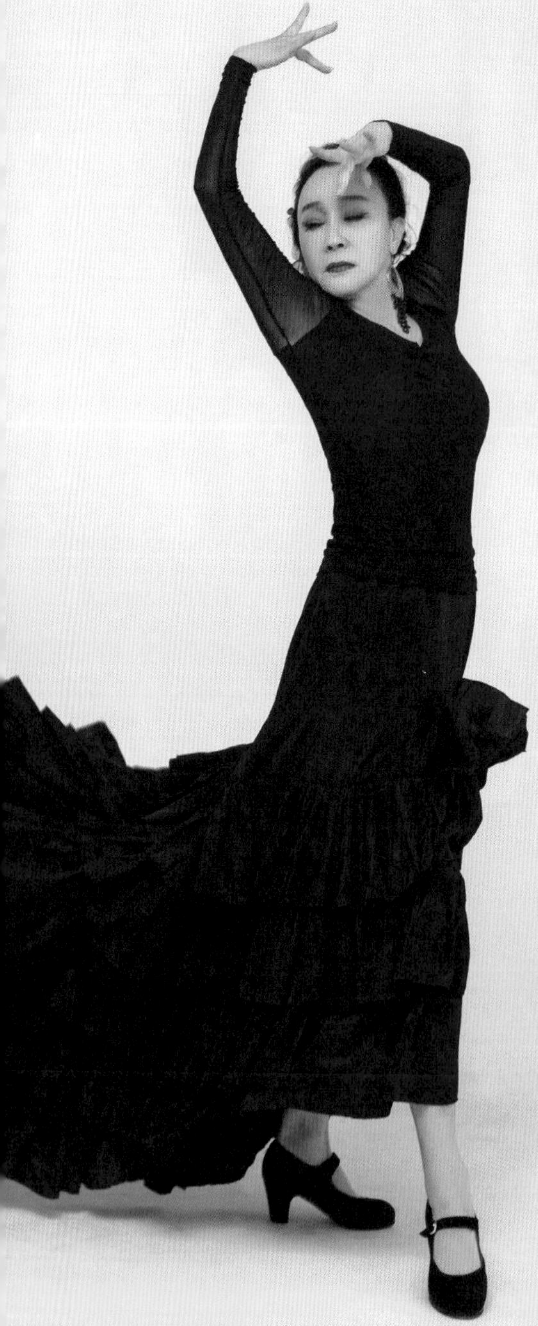

(一) 與身體對話

① 傾聽身體告訴你的事

② 自由運用身體的可貴

③ 呼吸就能放鬆肩頸

(二) 發現自己的潛能

① 改掉平時的壞習慣，練出好身材

② 惰性如影隨形，堅持才是王道

(三) 解放身體

① 簡單過日子

② 有快樂的能力

(四) 優質生活

① 存好身心老本

② 平衡平靜自在

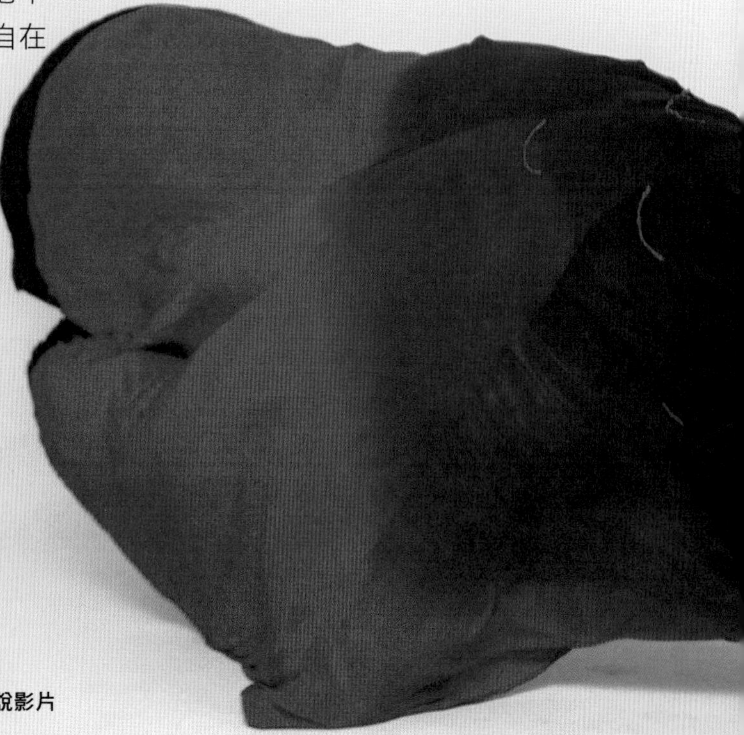

身心靈平衡操解說影片
QR Code

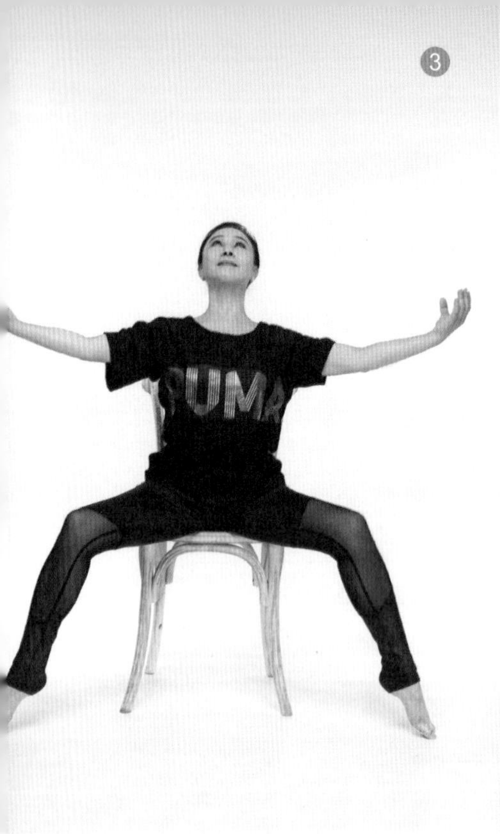

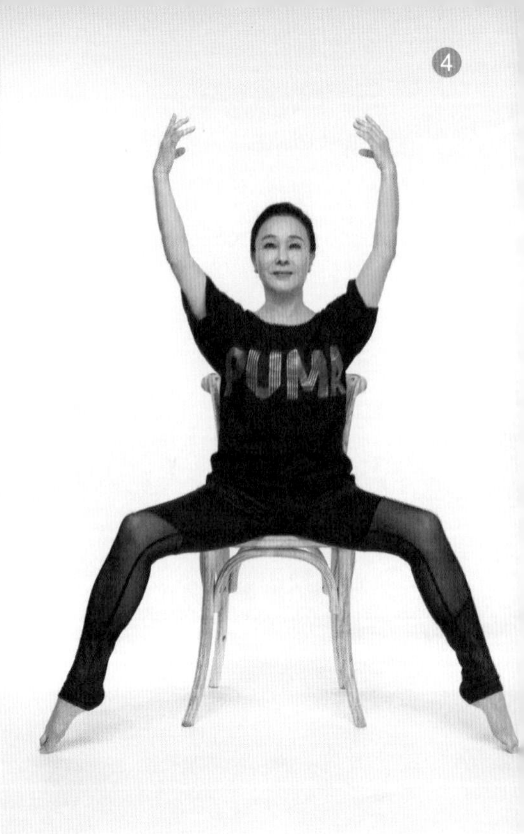

③ 雙手向外張開，胸腔盡量張開，胸也要張開，頭微仰。

④ 吐氣，縮小腹、背微弓。
手收回到頭頂、從前面放下，回到動作 1。

/// 動作重點 ///

1. 肩膀一定要放鬆，不要用力。胸要張開，肩胛向中間夾緊，手伸直、手肘不能彎曲。
2. 書中所有的動作皆請做滿八個八拍，並盡量以赤腳的狀態下進行。

①

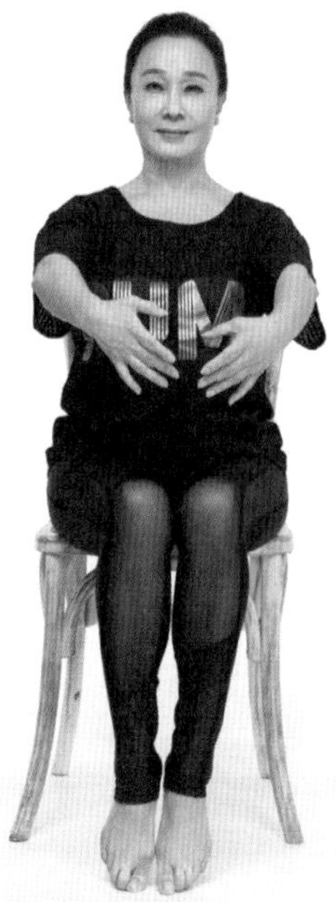

②

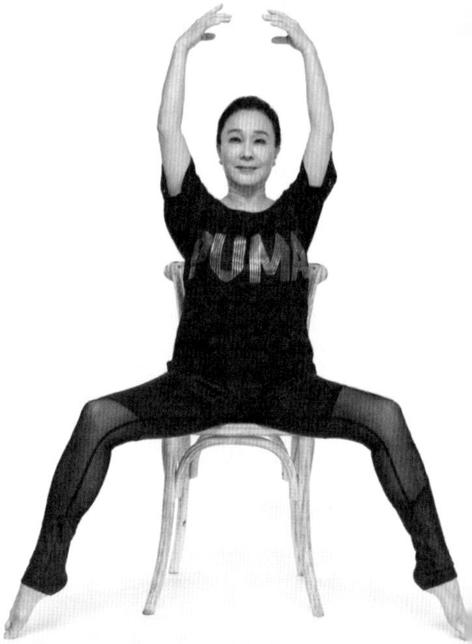

1. 坐姿

❶ 坐在椅子一半的位置上。腰挺直，縮小腹，眼睛看向肚臍。手心相對，向前平舉。

❷ 吸氣同時，兩腳盡量向外張開，腳跟提起，腳尖點地。同時，手上舉到頭頂。

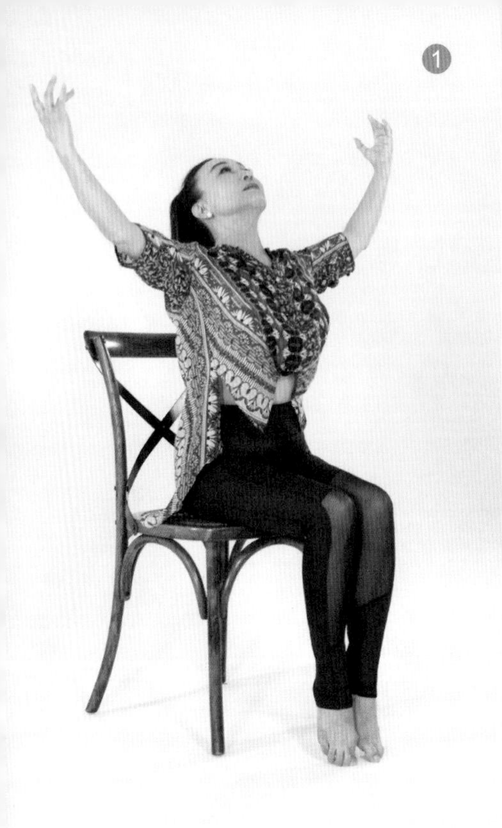

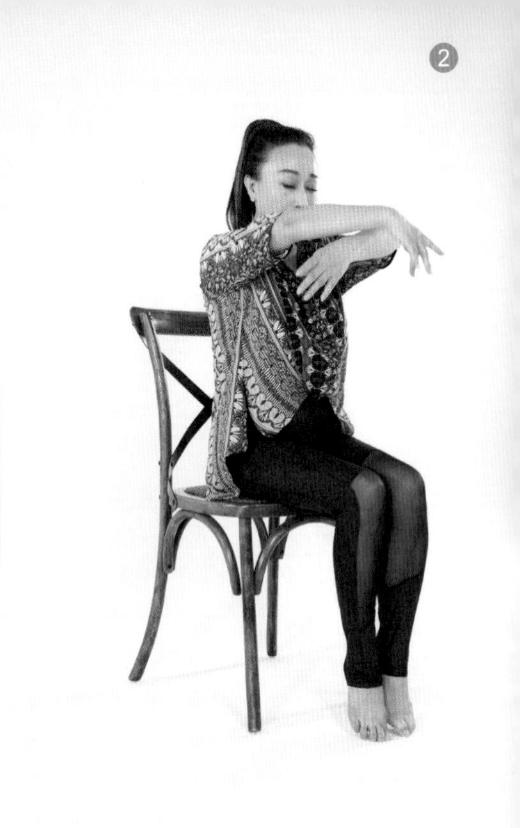

① 手張開向外，吐氣。

② 手向內時，吸氣。

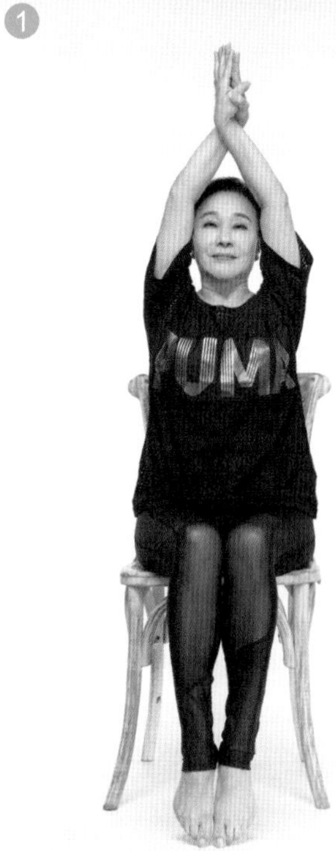

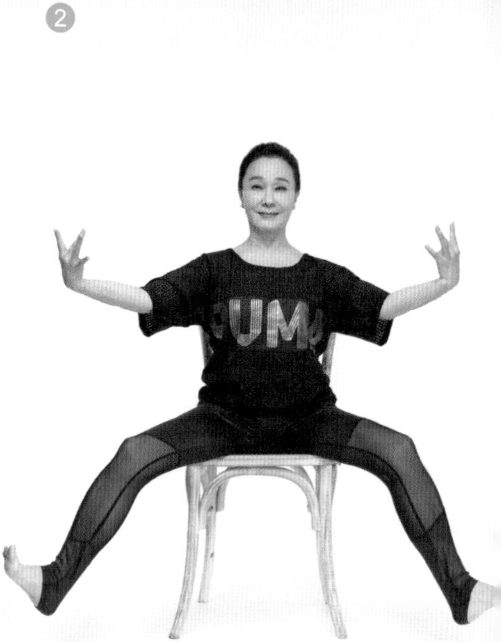

❶ 手向上伸直，腳併攏，腳尖著地。

❷ 手向外打開，手指用力張開。肩向外開時，腳尖向上，腳趾張開。

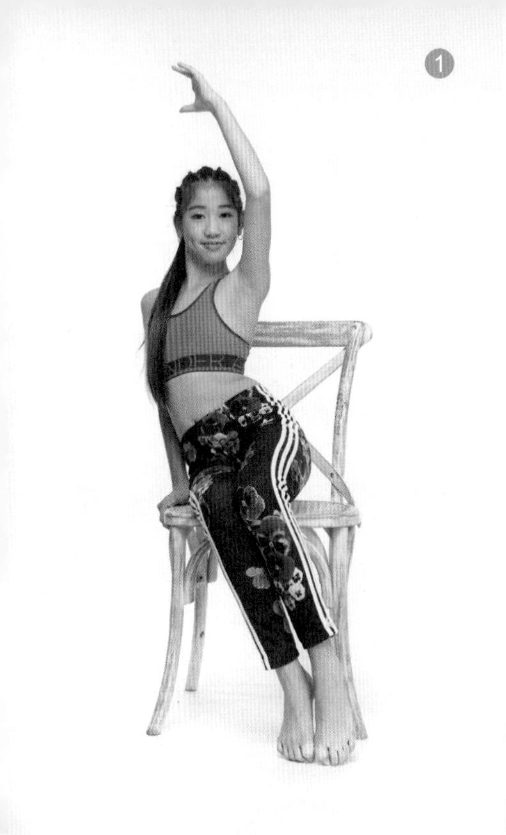

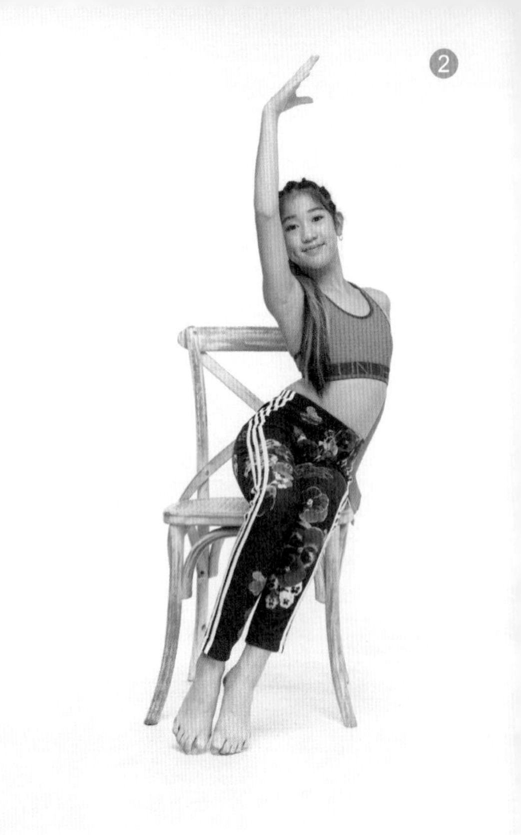

❶ 用力將臀部抬起。

❷ 同動作 1，但為相反動作。

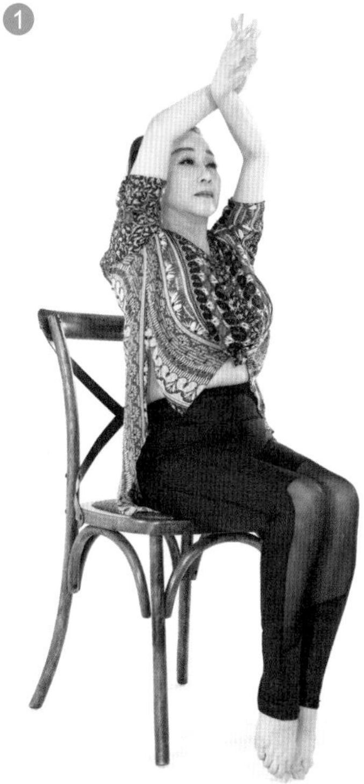

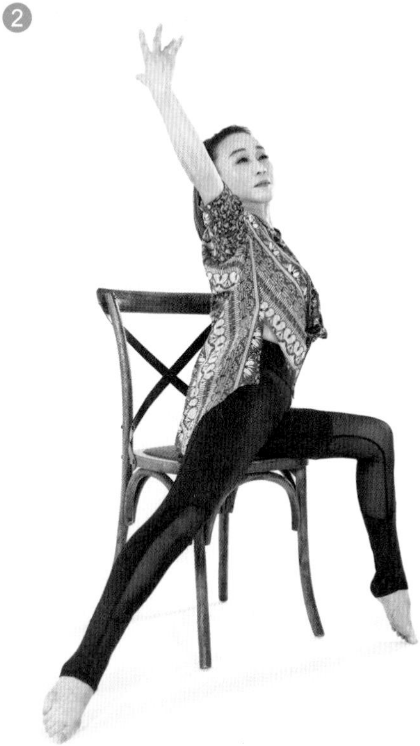

❶ 手向上併攏、腳尖著地。

❷ 手向上伸，身體側向左邊，右腳向後伸直，再回到動作 1 做相反動作。

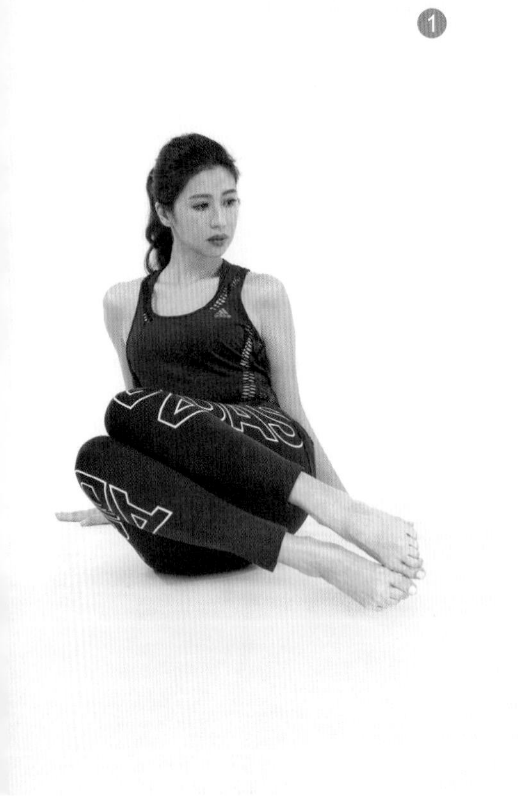

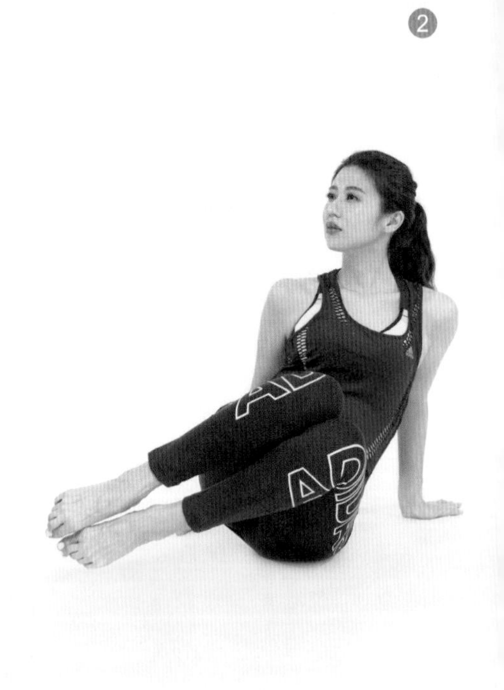

❶ 坐在地上將臀部向左抬起。

❷ 將臀部向右抬起。

❶

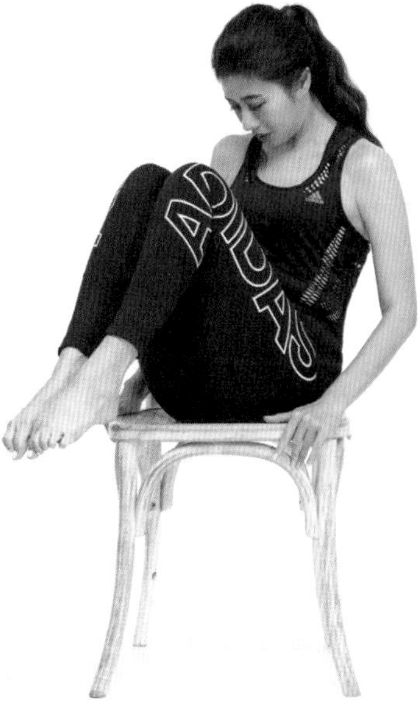

❷

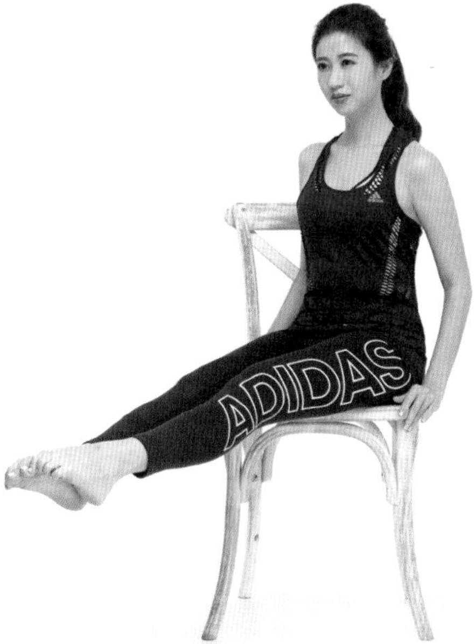

❶ 雙腳收回，身體盡量往內縮。

❷ 挺胸，雙腳併攏向前伸直。

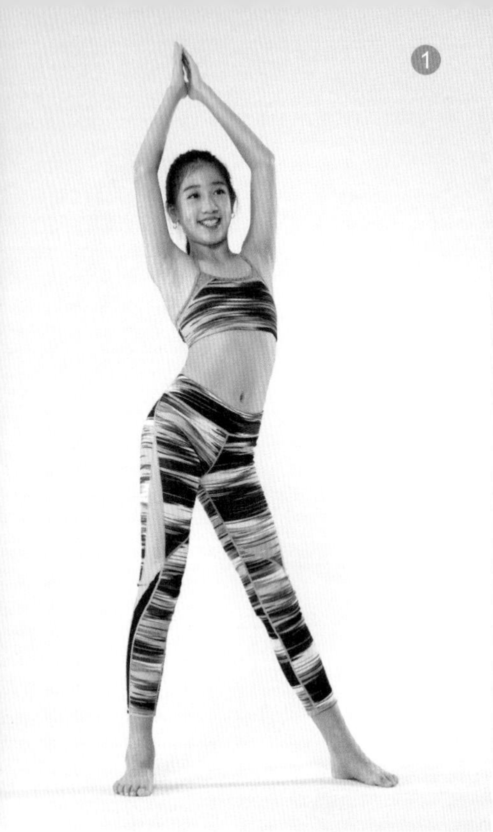

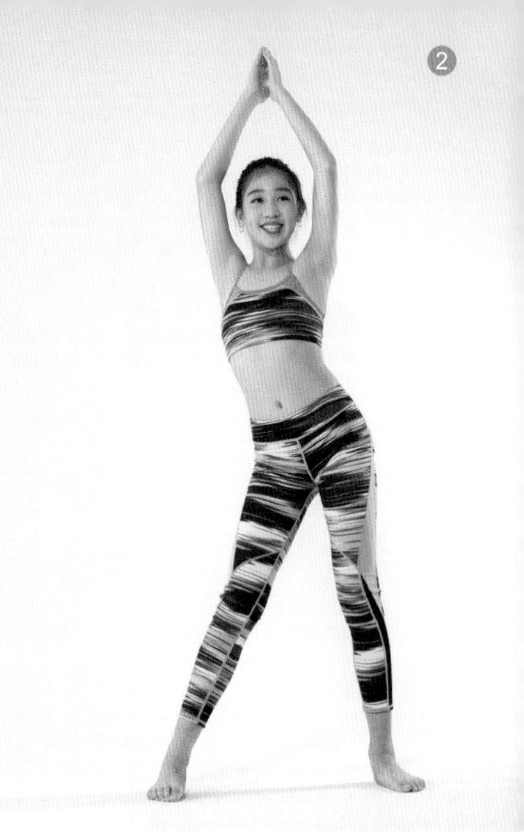

❶ 手掌心相向，臀部向右上方扭動。

❷ 手掌向內，臀部向左上方扭動。

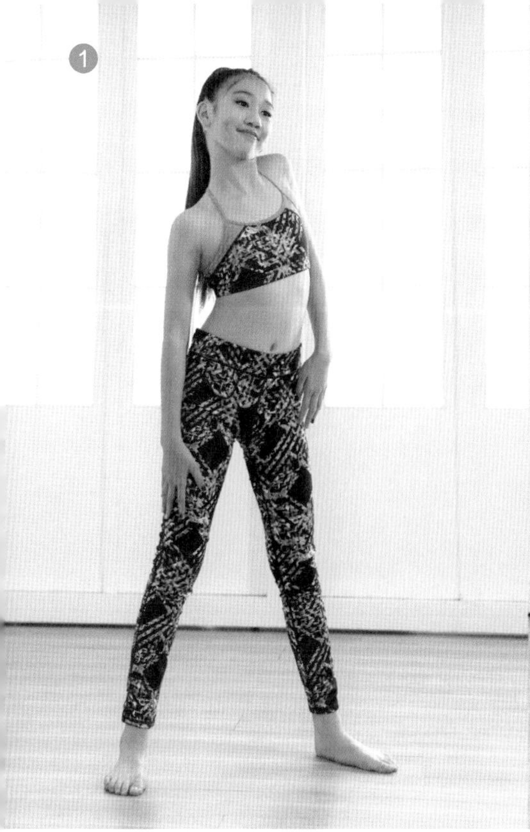

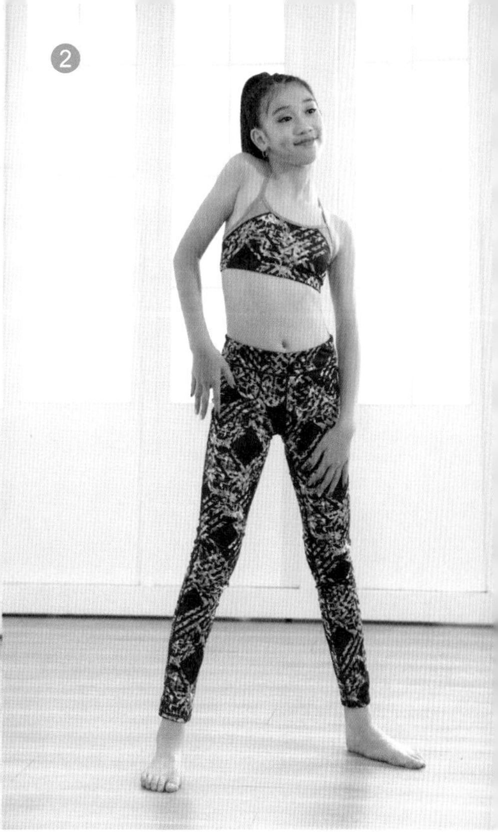

2. 站姿

① 雙腳打開，小腹用力並站直，肩膀用力向上往耳朵的方向拉高，向後轉一下，放下，再換邊。

② 同動作 1，但為相反動作。

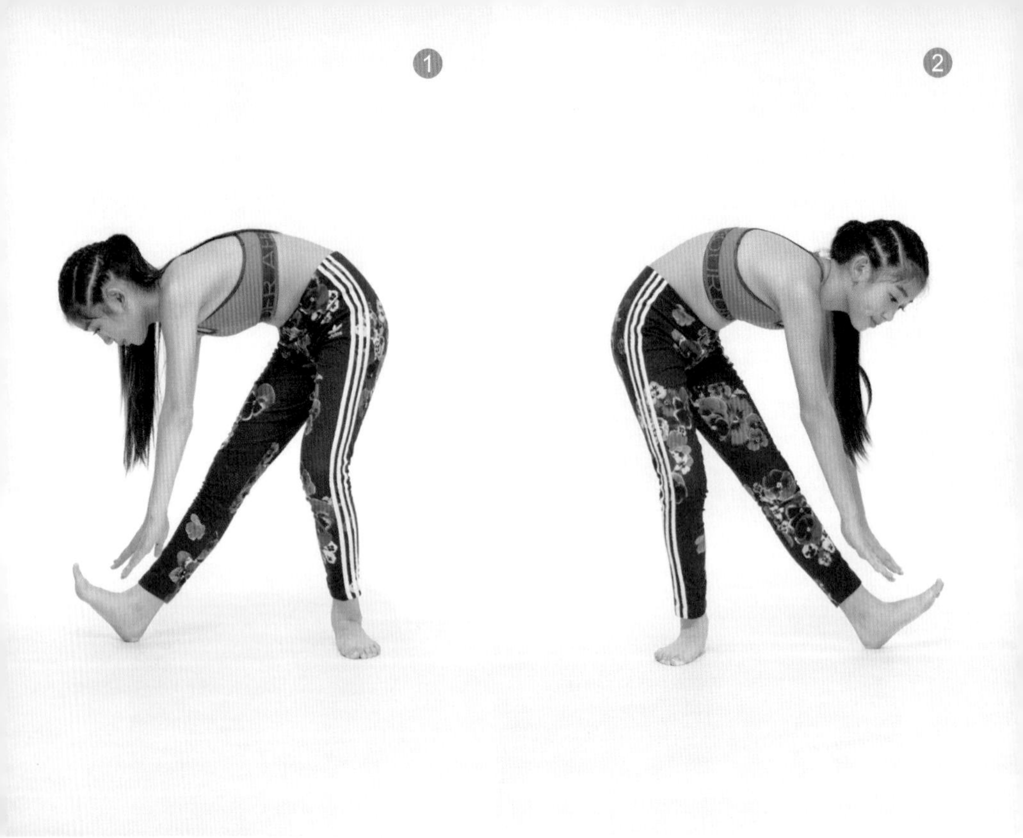

1 緩緩向側邊彎下，腳尖向上做八拍。

2 同動作 1，但為相反動作。

1

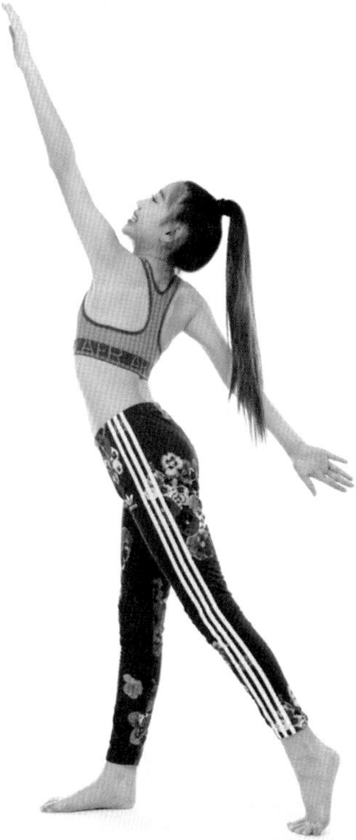

2

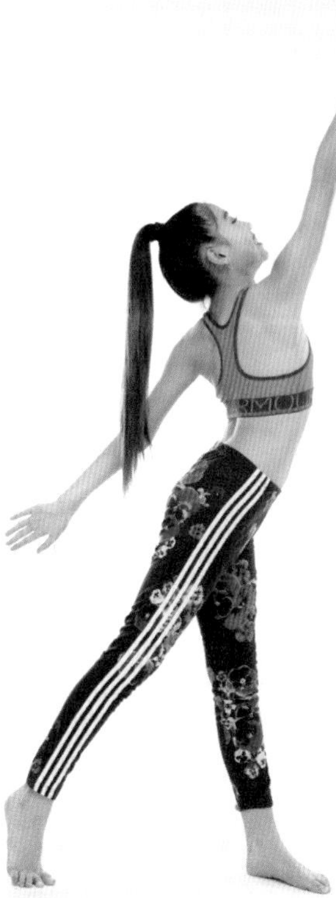

1 身體向左延伸。

2 身體向右延伸。

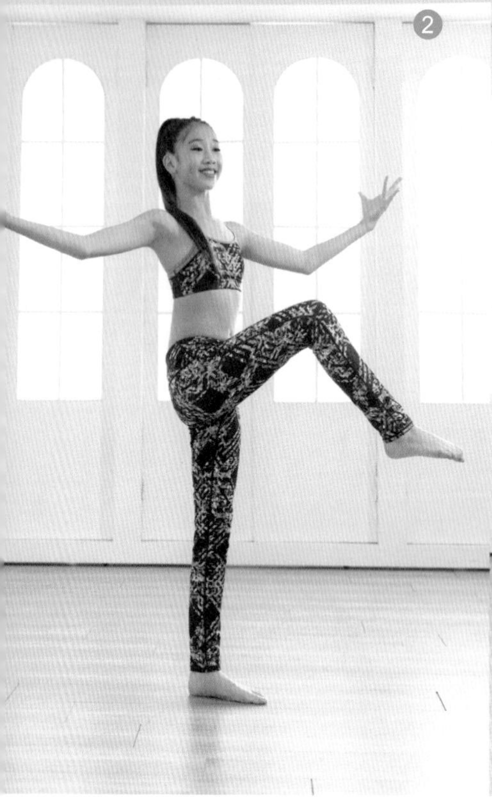

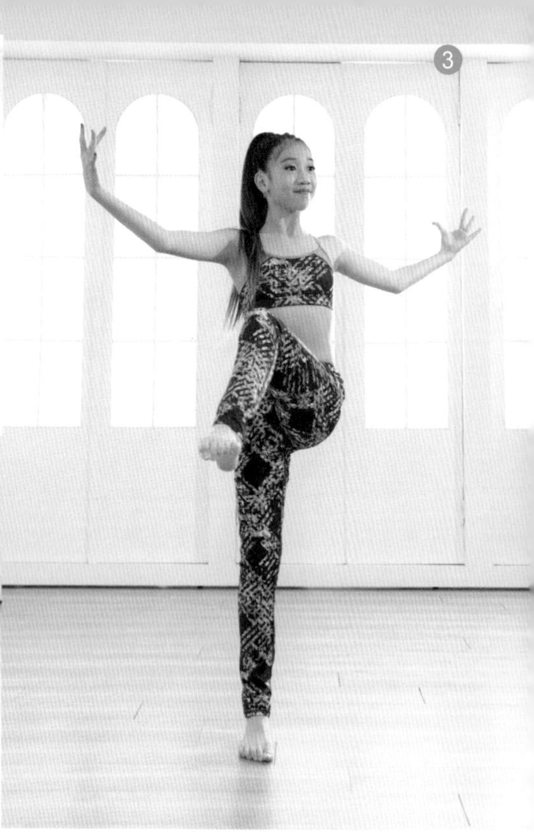

❶ 雙腳與肩同寬，小腹用力。

❷ 雙手從上畫圓打開，右腳向左抬起，回到動作 1。

❸ 同動作 2，但為相反動作。

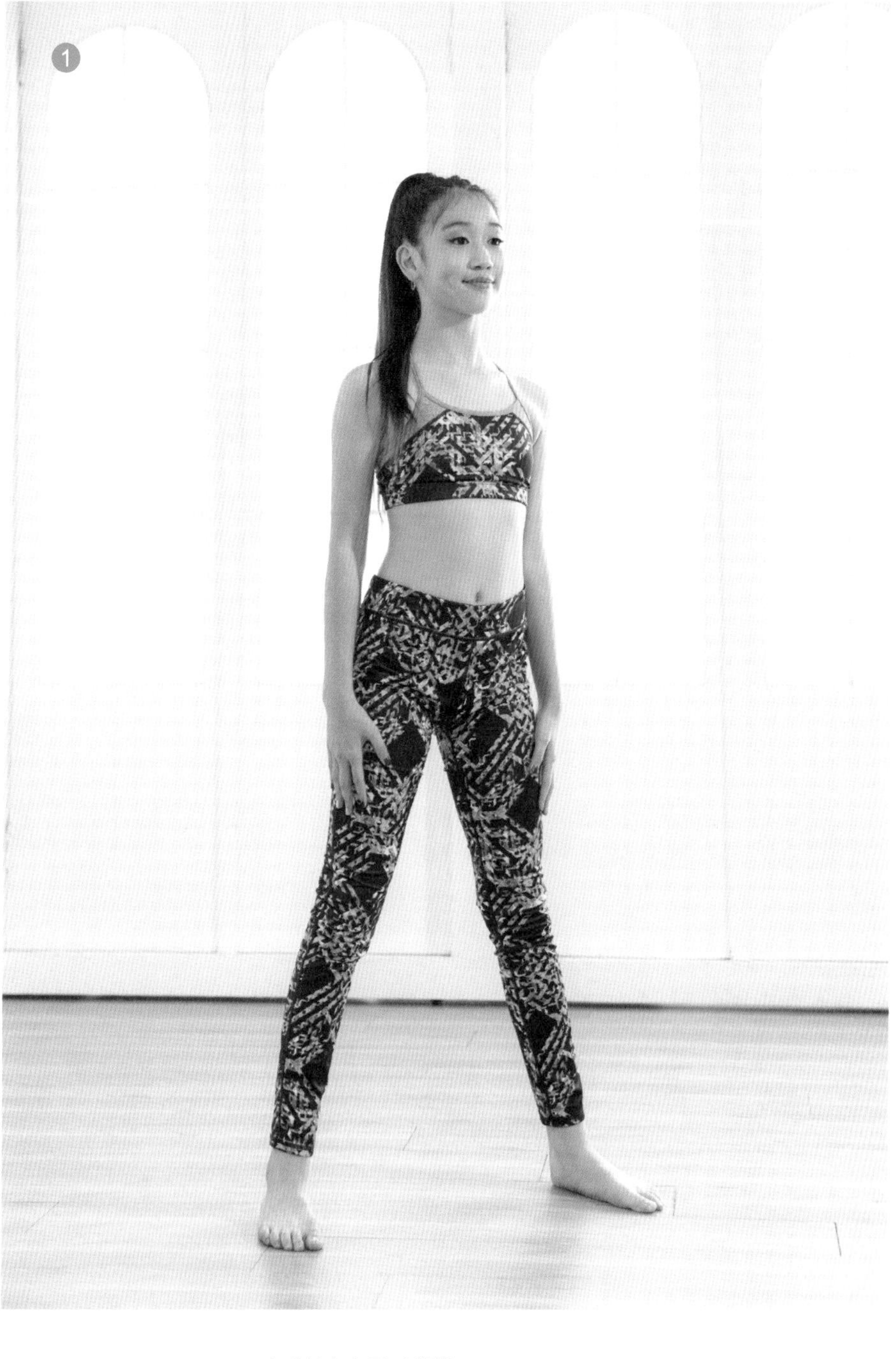
1

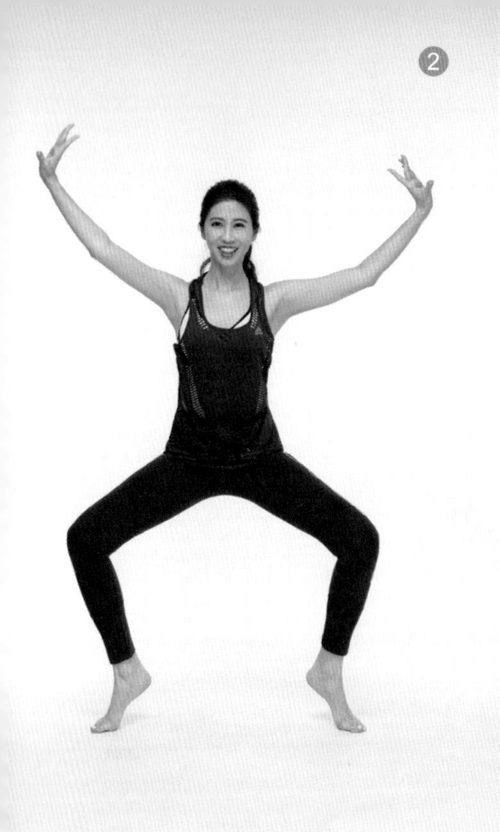

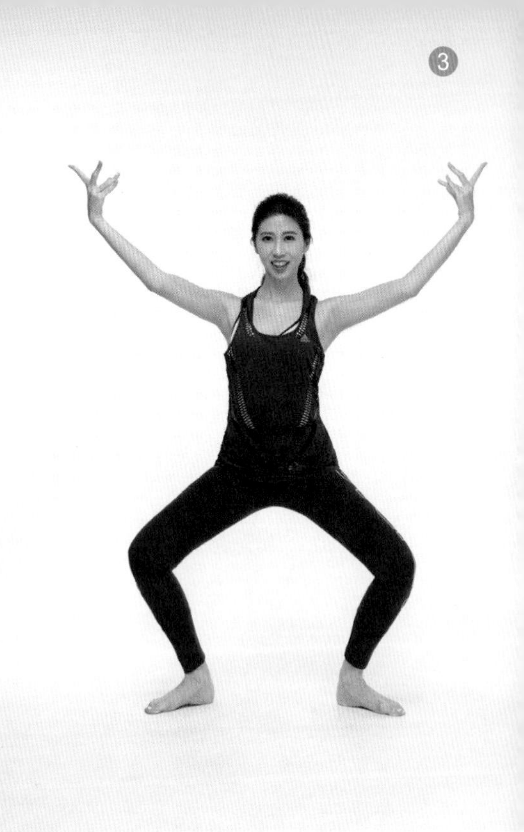

❶ 站直，小腹用力，手向上舉，掌心相向。

❷ 雙手向外打開，手外翻時，腳尖踮起。

❸ 腳跟放下，指尖向內用力。

1

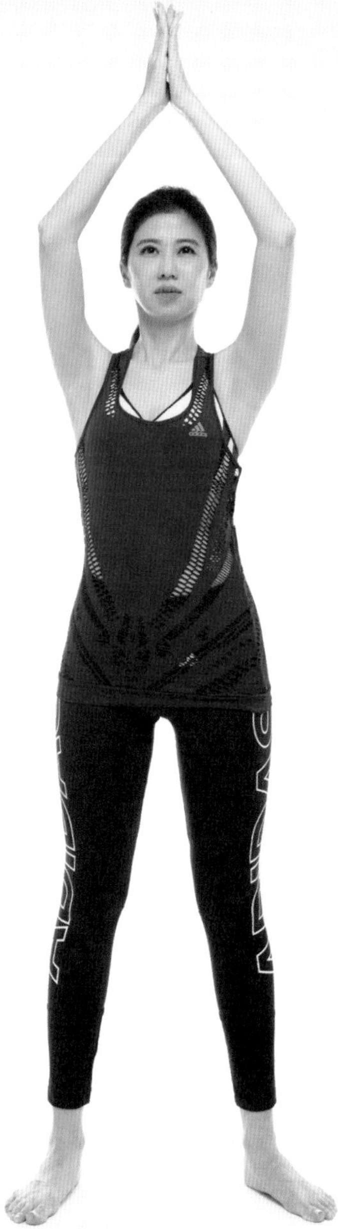

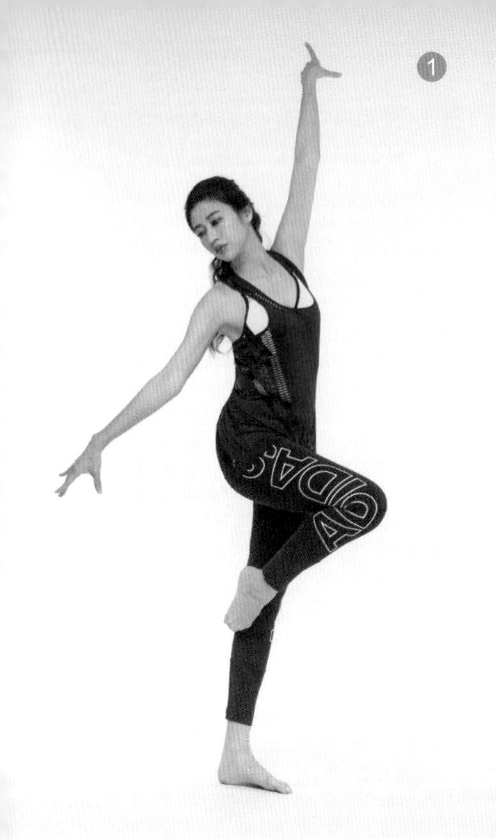

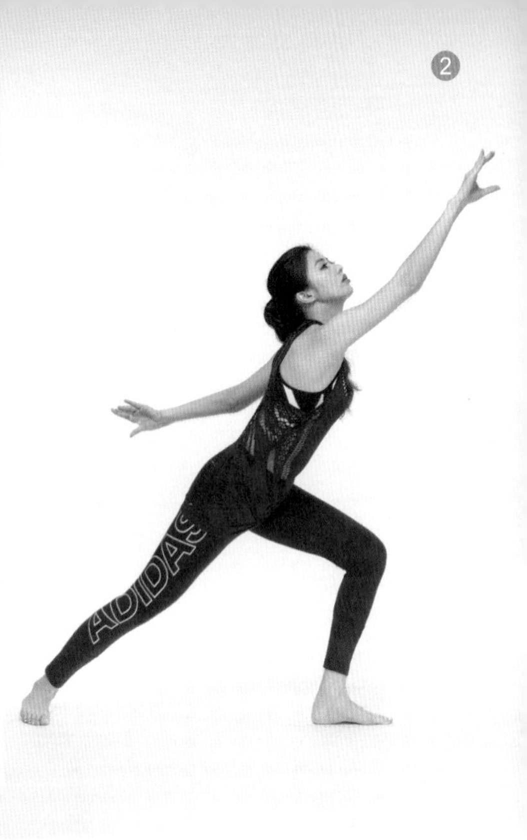

❶ 手朝上及下用力延伸。

❷ 腿向後伸，小腿有拉力的感覺，手臂往斜上方伸直，往遠方用力。

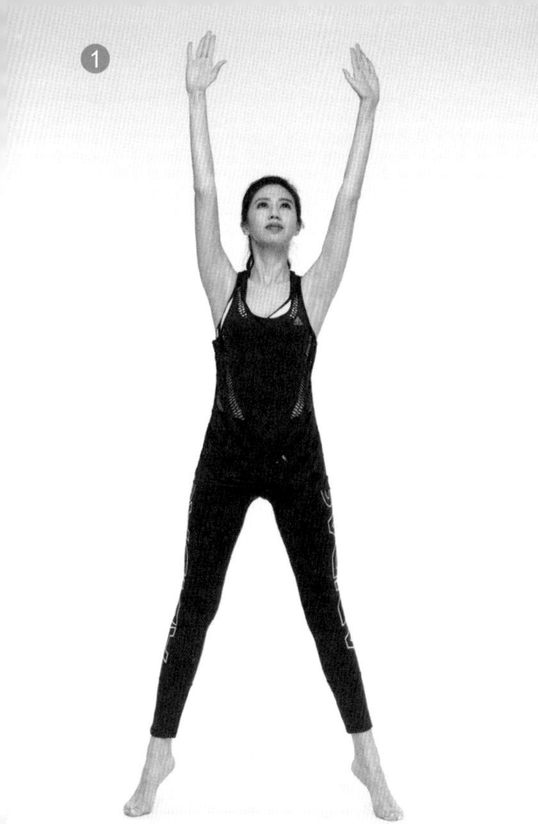

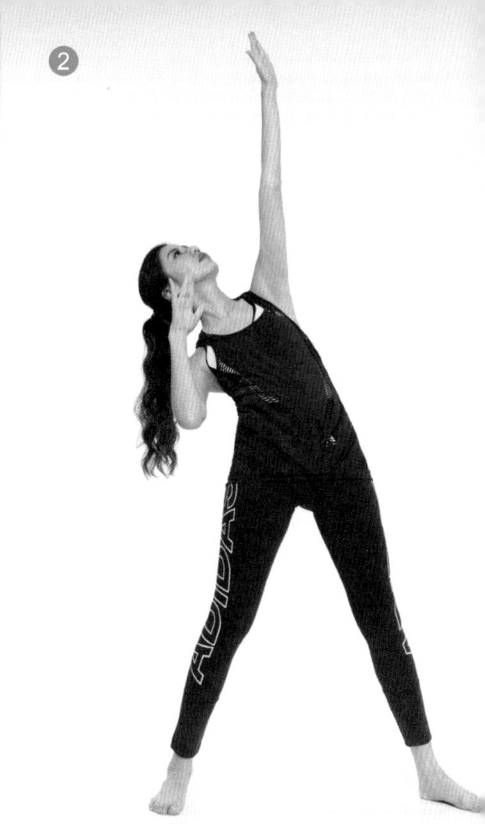

1 腳踮高向上延伸。

2 兩手伸直，吸氣縮小腹。

PART 3

二十四節氣提醒

分享來自麗澤家人・恩澤堂　彭繼祖老師攝影

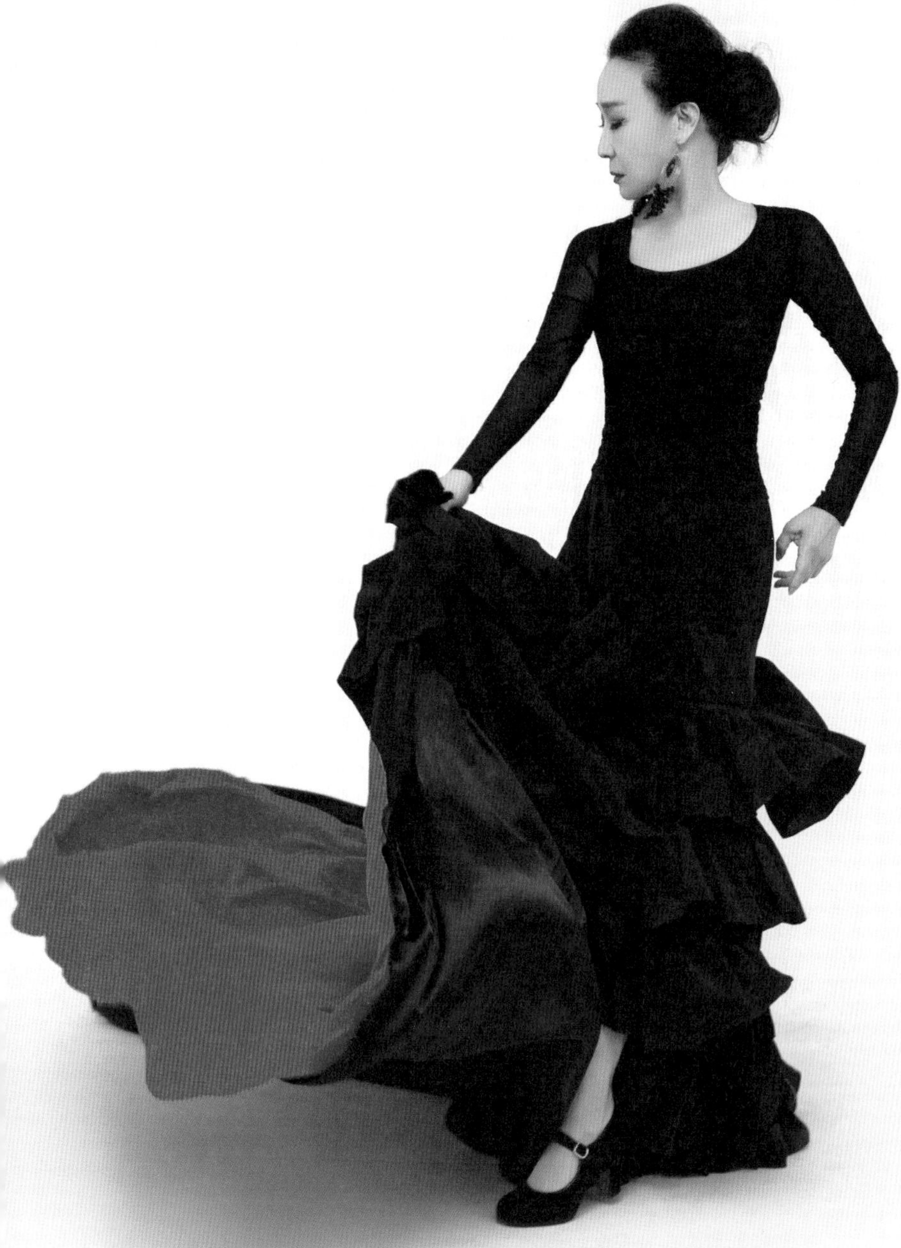

立春

嶄新的開始，在冬轉春時，人最累，最容易打瞌睡、頭昏、腰痠、背痛、眼睛不舒服，需要自己全然的面對，每天跟自己生命對話只能多不能少。

春天走肝經，肝主筋，現在還在調整、不靈活，筋容易揪起來。膝蓋、肩膀也很容易跟著揪起來。

走路扭到時，先停下來，用手搓熱揉揉腳、腰，不要在疼痛時勉強走路，否則筋在不通時容易發炎。

肝屬木，木缺水時，虛火上升，就會經常覺得口渴、口乾舌燥，鼻腔呼吸像火一樣，口中沒唾液、喉嚨痛、頭昏眼花，脖子覺得硬、緊、睡眠品質不佳、睡不著。

肝膽不好的人，在此時節會有眼睛痠、筋骨痛、頻尿、拉肚子等不舒服的問題。肝主免疫，這時長疹子、皰疹、流鼻涕、咳嗽、嘔吐、拉肚子是好事！不在外，就在內，發出來就跟它說謝謝，不要去壓抑。春天是修復肝的最佳時節，多留意睡眠，不要熬夜，每天早上朝向東方做深呼吸，不生氣是保肝的關鍵。

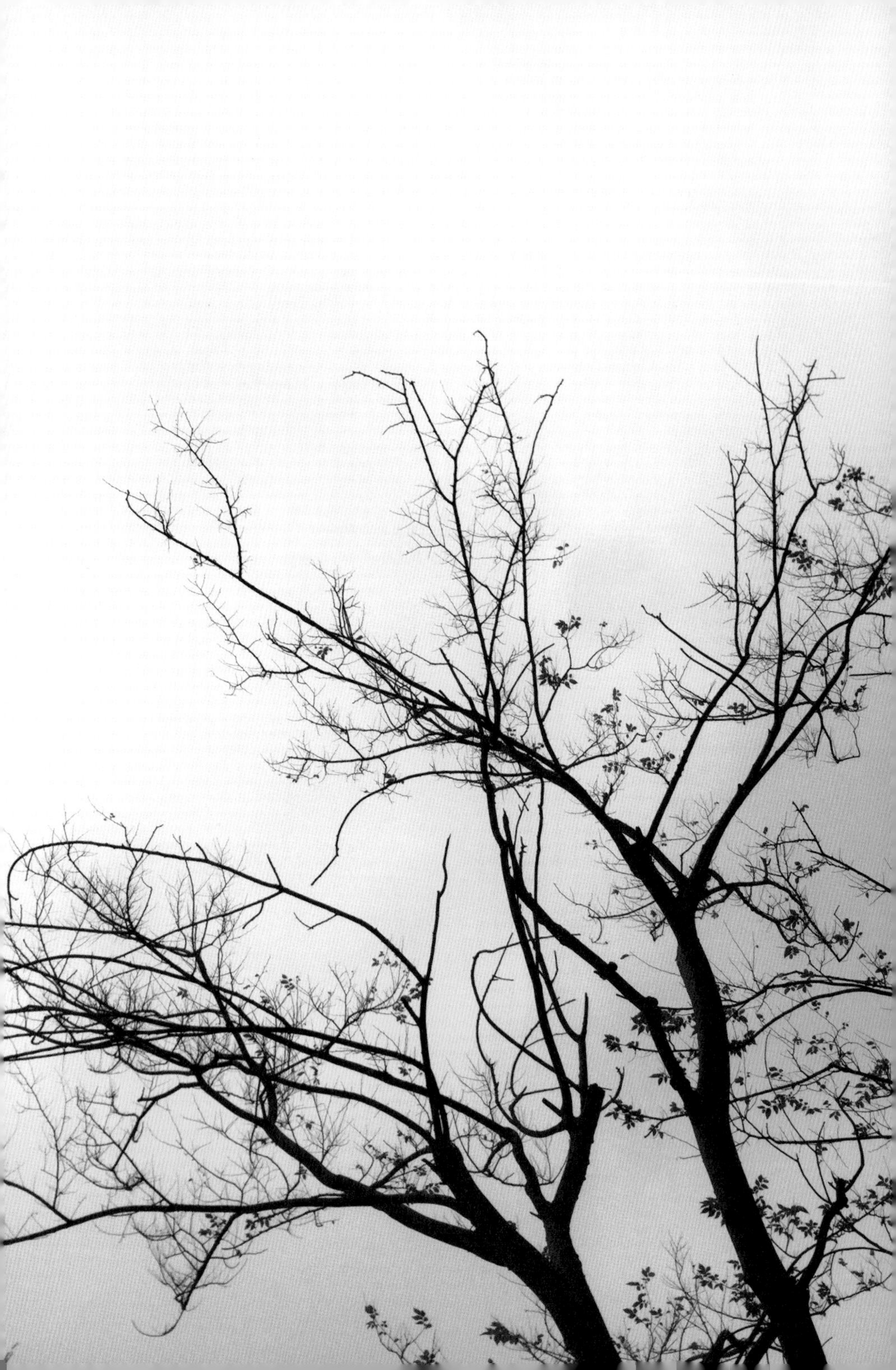

雨水

春天走肝經，肝主筋，現在從立春進入雨水節氣，天氣時晴時雨、乍暖還寒，人容易因溫度調適不良而生病。

美妙的雨水滋潤大地，肝屬木，木要生長時需要雨水滋潤，雨水來了就能讓枯木在水中甦醒，得到美好的條件。

腎（水）為肝（木）之母，腎水不足、腎虛的人，在此時容易累、腰痠背痛、有黑眼圈，甚至腳踝不舒服、走路扭到腳踝。

春肝也主目，如果從腳跟上來的水氣上升不足，眼睛就容易不舒服、乾澀、眼痠、刺痛、眼屎多、乾癢、視物不清、眼睛周圍跳動、眼睛張不開的感覺等症狀。肝火過旺的人，眼白血管會爆裂出血。

情緒不好、容易生氣、脾氣拗的人，木強則剋土（脾胃），胃就不舒服、吃不下飯、嘔吐、拉肚子。胃之大脈通心，心臟也會不舒服。

水中濕氣多、氣壓低時，木濕生不了火，心氣就不足。導致呼吸變淺、心跳加快，胸悶、呼吸喘，心臟就不舒服。血氣不足、血氣到腦的氧氣營養不夠，就會頭痛、暈眩、偏頭痛，早上睡起時也覺得累。

春發，身體的狀態會散發出來，皮膚癢、長疹子和水泡、乾咳、流鼻涕、打嗝，一吃錯東西就很容易拉肚子等，能排出來是好事。這是身體的小演習，感謝這樣的發生！

驚蟄

又稱起蟄，是大地甦醒的象徵。是春暖花開的季節，也是各種病毒和細菌活躍的季節，身體的淋巴系統特別敏感，病菌容易入侵，甚至舊疾復發。

肝臟是人體重要解毒器官，免疫系統用了一整年，現在開始修復。肝不好、免疫能力失調的人會出現口腔和舌頭潰瘍、嘴角、脖子或腰部長出帶狀性皰疹、頸部、腋下、鼠蹊的淋巴結腫大、過敏、長疹子、皰疹、流鼻涕、流鼻水、出痰、嘔吐、拉肚子、發燒、花粉熱等症狀。

驚蟄前後，地底震動頻繁，冬眠的動物甦醒並脫掉舊皮囊，種子經過震動也破開發芽。人體也會有脫皮、皮屑多、腳底脫皮、長疹子、長癬、皮膚容易發癢等狀態。

驚蟄，「筋」在打「折」，在春天的熱脹冷縮中，全身筋骨容易不舒服，一直痠到腰背。腳也容易抽筋或痠脹，多是從腳大拇指沿著大腿內側，延伸到鼠蹊。睡眠品質不良的人，容易手麻、手腫、手抬不起來。

現在筋還在調整中，容易揪縮、肩背痠痛、落枕，尤其肩膀僵硬出現硬球狀時要留意。天氣濕氣重時，稍不留意就會風濕骨病，覺得關節痠痛、僵硬、沉重乏力。

春天天氣變化大，感冒、咳嗽，多半是秋天時吃冰、吃西瓜、甜食食物吃多，「秋病春發」所引起。此時也是慢性胃炎、胃潰瘍、膽結石、肝炎等容易復發的季節。去年沒照顧好肝，現在就是在檢查肝將軍的狀況，驚醒你、給你警醒。

春分

白晝和黑夜一樣長，接著白晝會越來越長，春光明媚，繁花似錦，感覺陣陣暖意。

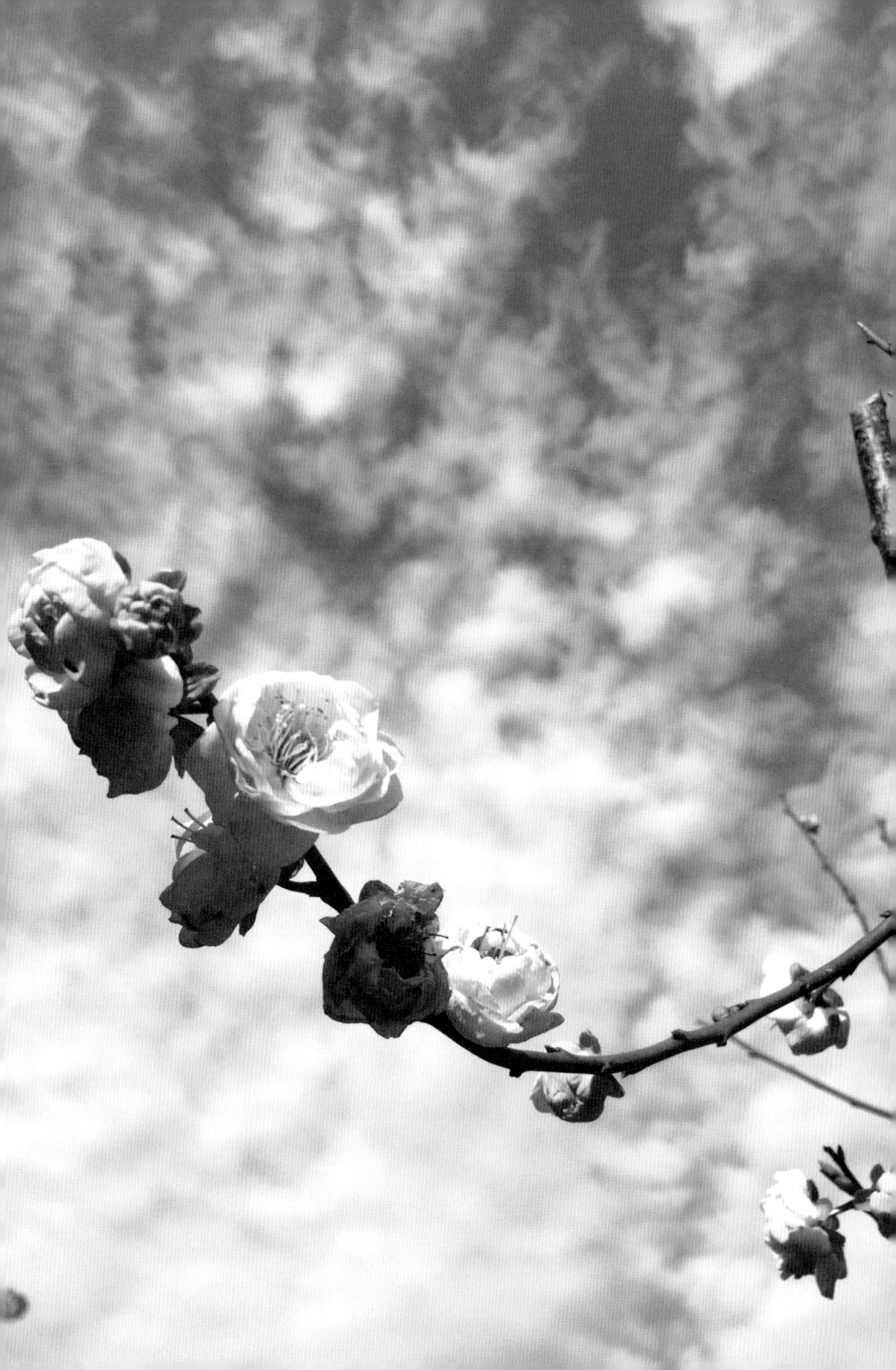

肝是人體的化學工廠，春分後，免疫系統反應升高，在清理時，於外，皮膚長疹子；於中間層，肌肉痛；於內，則水腫。身體內部會有些變化，每個人都有不同反應。如：背部、頸脖、手外側長疹塊，皮膚發癢、鼻子過敏、乾咳、打噴嚏、流鼻涕、打嗝、牙痛發炎、扁桃腺發炎、喉嚨痛、持續發燒、舌頭破、胃潰瘍、關節發熱、上吐下瀉、排氣等狀況。

便祕、腫塊、肌肉腫、骨頭腫、手肘腫、膝蓋腫、腳腫等發漲及水腫，會影響到心臟，體重若突然變重或水腫超過五公斤時，要謹慎看待，就醫找出根源。

大地經過驚蟄震動，土地凸起小圓圈，人體在皮膚腠理打開時，手、腳、背部也會發疹子、水泡疹。

氣候冷熱變化，一不小心就容易感冒、風寒、鼻子不舒服。春木剋脾土，脾胃容易不舒服、腹脹、消化不良；腎水不足時，就容易耳鳴、耳朵有嗡嗡聲；肝木旺時，則胸悶、心肺不舒服，甚至肺炎；肝火旺時，情緒容易煩躁、不穩定、易怒、與人吵架。

天氣由寒轉暖時，血管開始由縮小到放寬，從頸部開始到頭部。血管放寬後，氧氣與養分較不易打上去，腦部缺水、缺氧，就容易頭暈、間歇性的頭昏、昏倒、跌倒、栓塞性中風，老人家更要特別留意。

春分，生命朝向越來越光明的轉折點。肝修復好，精神也會變好，春神來了！心領神會，感受生命中的欣欣向榮。

清明

慎終追遠，雨紛紛的氣節。氣溫會隨著降雨而降低，雨過天晴後，氣溫又會升高，天氣變化速度快。

春末在這一個月，水氣會變重，肝木在此時準備生火（心），就會比較累，火（心）就是心血循環，所以心臟較易不舒服。心較易悶、心臟較易亂跳、比較喘、氣上不來、高血壓、覺得疲倦、腳步重。

老人家走路，腳、膝蓋的力氣好像突然被斷電、腳不穩，多是心氣不足、血氣突然供應不上來的緣故，營養供給不到，腿就突然不靈光而失控。

心氣到達頭頂的量不夠時，則會發生眼睛不舒服、肩膀痠或沉重抬不起來、手腕腫脹、手指腫麻、小指麻，這個節氣，手不舒服是常見狀況。

經常口渴、喉嚨乾乾卡卡的。乾咳，常是情緒太極所引發，腎水生肝木，個性太急、生氣，火就會把水燒乾，因此腎盂炎、腎結石、尿路結石，此時易多發。

天氣轉熱、氣候濕，木重時，水就不容易升上來，當腎氣不足，腳跟就會有些小顆粒或結晶沉澱，早上起床時，腳一著地就腳跟疼痛。木需水，水供應不足時，腳的皮膚多半是癟癟的，腳縫的趾皮也會乾裂。

眼淚屬肝木，此時節容易流眼淚、眼睛刺痛，是在清理小腸經；腳的外側痛，是膽經痛。膽開始在進行修復，過去有膽方面問題的人，要多留意。

清明，清清明明的天、清清明明的大地、清清明明的靈性，把自己準備好，明心見性，天人合一。

穀雨

雨生百穀，時雨將至，天氣變化像山谷，時晴時雨、時冷時熱，桐花開，虹始現，十五天後，夏天就到了。

節氣轉換前，溫度、濕度正在調整，如果之前沒有改善身體，春末正是百病叢生之時。此時的免疫系統很敏感，吃錯東西、空氣品質不佳時，容易被病菌所影響，就會打噴嚏、流鼻水、皮膚癢、頭皮癢、皮膚長疹子或疹塊、蜂窩性組織炎、發燒、感冒、傷風、扁桃腺發炎、上吐下瀉。

下雨機會增多，木（肝）濕則難以生火（心），心氣就不足，加上天氣轉熱，腦部血管逐漸放寬張開，血液較不易打上去，氧氣不夠因此容易頭暈、頭昏，人就容易跌倒；身體濕氣重的人，就覺得呼吸不順、肺積水、容易喘、眼睛腫、眼睛霧霧的、疲勞想睡、沒元氣。

身體有滯水時，會出現膝蓋關節腫痛、膝蓋圓圓水水的、髖骨痠痛、臀部痛、手指和腳趾腫脹痛等症狀。下午三至五點後，腳的水腫徵狀尤其明顯。水氣調節不順時，耳朵也會有問題。大腸經爲傳導之官，過濕、過寒涼，大腸就不易吸收水分，就易拉肚子、大便不成形。

穀雨，準備從春天跨入夏天。進入晚春，心火準備進行調整，也是機能最弱之時。讓自己慢下來、不要焦急，把呼吸調整好，情緒也會好，準備大發利市。

立夏

夏三月，此謂蕃秀。進入立夏，萬物繁秀，開始快速成長。夏天，走心經，主血脈，五行屬火。

立夏，肝木開始生心火，心臟現在進行修復時，會有心臟不舒服、胸悶、呼吸不順等症狀。心臟沒有力量的人，心氣不足，氧氣供輸不上去頭頂時，容易暈眩，血液回流不良，膝蓋以下就水腫、沒有力。現在心火很弱，是微火，人也特別覺得累，要留意不要大汗淋漓，不損耗過度，太累就損傷到心，尤其是老人家在動作、走路時一定要放慢。

心臟弱的人，特徵多爲臉白白的、手心水水濕濕的、舌頭擺不平或動作多、下巴會晃動。如果此時節有眼睛浮腫、眼袋腫，多是心氣不足。

氣積在下焦，三焦（上、中、下焦）氣不合、下腹則明顯凸出，過度用力則發生疝氣、墜腸。

初夏木老之時，遇事心急、脾氣不好、睡不好，則肝火更加旺盛，加上免疫系統旺盛，此時牙齒就會發炎、扁桃腺發炎、脖子腫、關節痛、膝蓋痛、痛風發作。

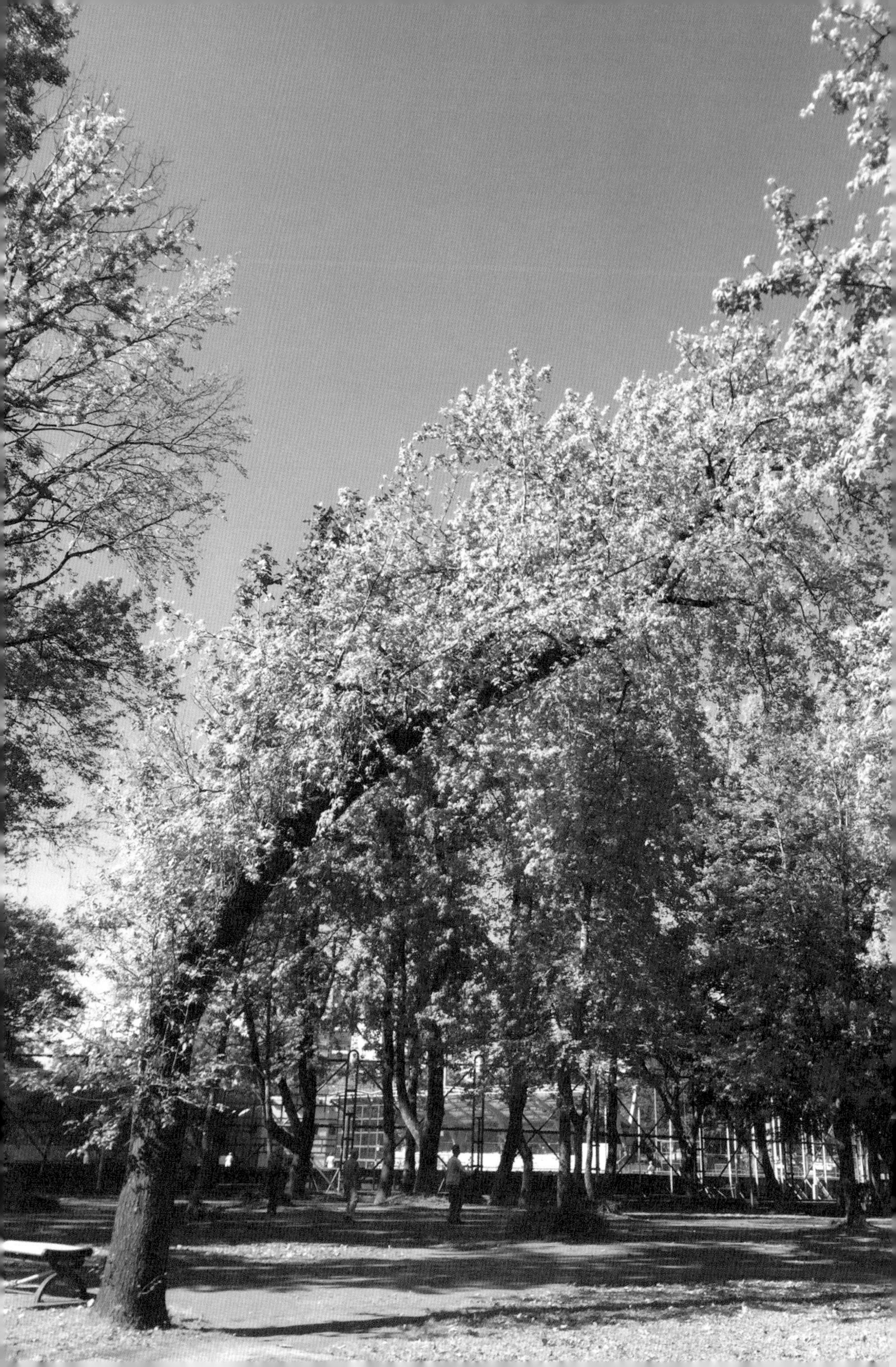

肝火旺、水分不足時，泌尿系統也易出問題。

天氣由暖轉熱，氣溫明顯升高，容易流汗，此時更要注意保暖。身體冷熱溫度沒調節好，會出現熱感冒、頭暈、內熱持續低燒、中暑等症狀。

立夏，進入夏長的日子，生命「立下」的目標，全然付諸實踐的時候，享受人生美妙的經歷，量力而爲的做、心平氣和的受，開心成爲有用。

小滿

血氣也開始要充「滿」，現在的血液多些、血管稍微鼓起來，腦中氧氣也比較足夠些，腰也比較有勁，早上也比較能早起、有精神。

汗爲心之液，當心氣不足，心臟鎖住皮膚的能力不夠時，就會盜汗、大汗不止。心之大脈與胃息息相關，心臟不舒服也會造成胃不舒服。

強木剋土時，也易讓脾、胃受傷。胃受傷，則消化不良、嘔酸、沒胃口、嘔吐、胃潰瘍、十二指腸潰瘍；脾受傷，則出現嘴唇白、嘴角炎、嘴角潰爛、拉肚子等症狀。耳垂有摺痕、耳摺紋，多顯示心血管有問題，要多留意。

進入梅雨季節，天氣不穩定，身體要多注意水的調節。天氣濕、氣壓低的天氣，血液氧氣較不容易打到頭頂，身體弱的人會很不舒服、頭暈、心悸、氣吸不上來，這時更要認眞呼吸。心臟若覺得往下沉、心悶、心懸著、不舒服，多是心臟水濕、沉重以及肺有積水造成。

當空氣及環境濕悶，木（肝）濕生不了火（心）時，火若則水生不足，眼睛就不舒服，感覺瘦、乾、澀、脹，尤其是中午十一點到下午三點時。

初夏皮膚打開，這時發疹子主要是在排心血管的垃圾。疹子大多長在心包經的周邊，身體的疹子如果有點水水的、有小水泡，尤其長在四肢、背部時，多是在排出身體的濕氣。不在外，就在內，感謝發生。

小滿，開始有一點點果實，若有所得的時候，不要自得意滿，滿招損、謙受益，唯有自己一步一步的前進，才能到達生命所設定的目標！

芒種時節，氣溫升高、空氣潮濕，在雷雨之前，空氣濕度大，天氣又悶又熱，濁氣從地底升起，呼吸道易受感染。

食物、器皿極易反潮、發霉，容易食物中毒、食物過敏，盡量吃新鮮食物。

早上醒來覺得頭很重、頭痛，多是血管擴張，血液回流至腦部速度慢所造成，回流不順暢時，小腿也易變腫變粗、腳踝腫、腳跟痛。若脖子已有氣結、肩膀緊、頭脹痛、頭暈時，多半是已經中暑。芒種，不要因爲「太忙而中暑」，請預防中暑暈倒。

夏天，主心、火，心經與小腸經互爲表裡，現在是小腸經的修復期，氣弱的人容易發生疝氣、痔瘡。小腸經通道眼睛，眼睛周圍血管較扁細，血管彈性較差、血路不通時，眼睛容易乾澀，垃圾容易塞住，眼睛就長針眼。

小腸經影響脾的功能，火（心）生土（脾胃）不順時，尤其吃冰會讓火弱，消化系統就不好，容易拉肚子、嘴內側破、鼻子上長出大顆痘痘、腳大拇指長膿包，一吃錯東西，就容易胃絞痛、想吐。

身體溫度調節不良，會從肺經影響到胃，腸胃會因此不舒服。胃與心臟靠近，胃不舒服，心臟就亂跳，胃一卡到，心跳就好像快停止。

流汗、水喝得少、天氣又悶濕時，女生容易發生尿道炎、膀胱炎，發炎產生病變就高燒不退，尤其老人家有尿失禁時，更要多留意，不能憋尿，要經常補充水分。

芒種，「忙著種」，快快把今年要完成播種的種子種下，錯過了就不再。

"Timing is everything!"

夏至

一年中最重要的節氣，陽氣至極，太陽直射北回歸線，炎熱的夏天正式到來。天熱地熱，心火很旺，事情進入困難煩躁的高峰。

從夏至接續小暑、大暑，都是中暑高發期，留意有無出現中暑症狀，及早因應。夏天血管放大，心氣弱、血管彈性張力不夠的人，就會一直汗流不止、收攝不住，血液打上去的力量不夠，人容易虛脫、昏倒，持續流汗時，長期高血壓、血管硬、血管缺乏彈力、血管密度不夠的人，更容易失水，當水分來不及補充吸收進入身體時，血液變濃稠、血液流動不良時，就容易生栓塞性中風、心肌梗塞，也不宜突然做激烈運動，要多留意。

進入盛夏，火氣變大，容易生氣、被激怒。聲音沙啞、舌頭潰瘍、眼睛痠、乾澀脹痛、牙齦腫，也多是心火躁、火氣所造成，尤其額頭青筋浮現時，更要多留意。由於大腸需釋出水分協助降火，則因此乾燥而易產生便祕。

夏天，很容易下焦的氣不足，熱衰竭的併發症多集中在下焦。氣集在腹部上不來，就會腹脹腸鳴，腹部不舒服時，腰就彎，彎久之後，脖子就痛，頭也就跟著痛。

夏至開始，慢慢進入脾胃修復的準備期，脾胃容易不舒服，吃不下、胃「謅謅」、胃絞痛、想吐、打嗝，脾不好，則舌頭腫大、容易咬到舌頭、拉肚子。吃冰、貪涼、吃寒涼的瓜類水果而讓火弱時，則情況更加劇烈。夏至，一「下」子就到了，也一「下」子就結束了，耕耘的成果，已經可見成效，把握現下、反思過去、策勵將來，繼續努力前進。在年的中間，靜下心面對今年的下半場。

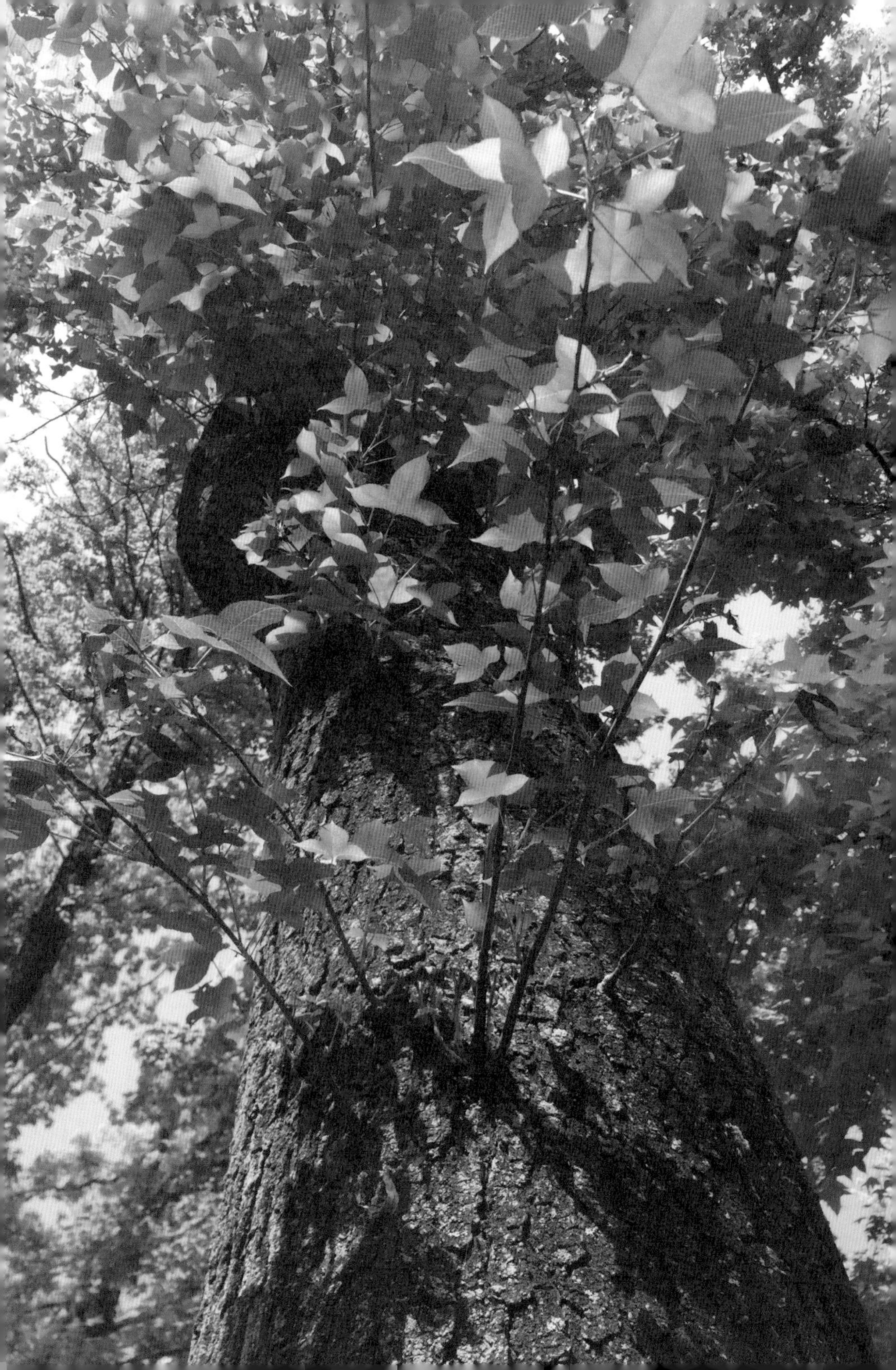

小暑

開始進入「長夏」。長夏時，火（心）生土（脾），此時期是脾（胃）經過一整年使用後的修復期。「長夏」只有短短的一個月，維修速度需要快，所以反應於身心徵狀也會特別明顯。

小暑走脾經，主運化，期間胃口不好、吃不下飯，氣力衰、脾氣也受影響，容易罵人、生氣、嘔氣、怨懟人生。

長夏之時，千萬不能急。心急的人，火生土不順，更容易感到腸胃不舒服。火氣大，氣往上昂時，鼻子則變紅、變腫大；火煬金，咽喉就不舒服，痰就會比較多。脾火大的人，則嘴唇焦黑、唾液不足。

脾不好，消化系統也不好、容易拉肚子、免疫力差、造血功能差，現在也是容易生病的高發期。脾屬肌肉，在調整時，肌肉控制的靈活度也會不一樣，因此會失手打破東西、跌倒、割傷，要留意。

臉頰、大腿及臀部的肌肉消逝，多是脾的營養運化功能不良。吃東西咬到舌頭、嘴唇、口頰內的肉，不是不小心，是因爲肉浮浮腫腫，多是脾出的問題。脾屬土，脾濕的人，皮膚像泡過水般沒有光澤、嘴唇多半白白的，身體的水土保持不良，容易在腹部產生滯水，增加身體重量及腎臟負擔。

腳大拇指有甲溝炎、大拇指底下長水泡、起小斑點，是在排脾濕。小腿內側、關節、臀部長疹子，都是在清理脾經的垃圾。

小暑到大暑「中」間，不只容易中暑，也要開始小「數」了，數數自己心裏有沒有數，心裡有數，就不會亂！

大暑

進入大暑後，現在是胃的修復期。一定要「少吃、少吃再少吃」，讓胃減輕負擔。

胃為「信土」，三餐不正常，胃就受傷、胃「謅謅」、胃潰瘍。胃在最弱時鼓脹著，就容易不舒服。胃鼓鼓的、胃凸，一定要少吃、但不能不吃，要慢慢吃。

暑熱最易傷到心，大暑時，血管放到最大，血液打上來的量最少，腦的氧氣特別少，心臟要更費力，就會氣不足、上不來，容易發生栓塞性中風、頭暈而跌倒，眼睛常花花霧霧的、耳鳴不舒服。心之大脈與胃相關，胃不舒服時，心臟也會亂跳、胸悶，甚至昏厥。

大暑，土（胃）生金（肺）在過程中不理想時，肺氣虛，肺就衰竭，尤其是中暑的人。肺熱無法生水時，身體就越沒有水分，越內熱，就更無法生水，身體就出問題。

心火旺也會影響胃火旺，眼屎多，口腔味道也重，由胃排出的痰也多。膀胱經的水不足時，年長的男性須留意攝護腺腫大、結石，年長的女性留意膀胱炎、尿道炎。天熱溫度高，不要快速進出冷氣房，容易頭痛、偏頭痛，盛夏時容易中暑，老人家在室內吹冷氣，內熱發不出、水喝少，也會中暑。正值三伏天，更要留意防暑降溫。大暑後的三到五天內，拉肚子、吐、打嗝、排氣、咳嗽、鼻涕、有痰、膝蓋或大腿周邊長疹子、類似痔瘡出血絲、肌肉痠痛等，是身體還有能量把體內的熱、濕排出來。

盛夏之時，萬物成長最快，夏天就「剩下」一點時間了。「大暑」是「守信」的檢查點，靜下來，看自己有沒有「守初心，行己願」，反省、修正，然後再前進。

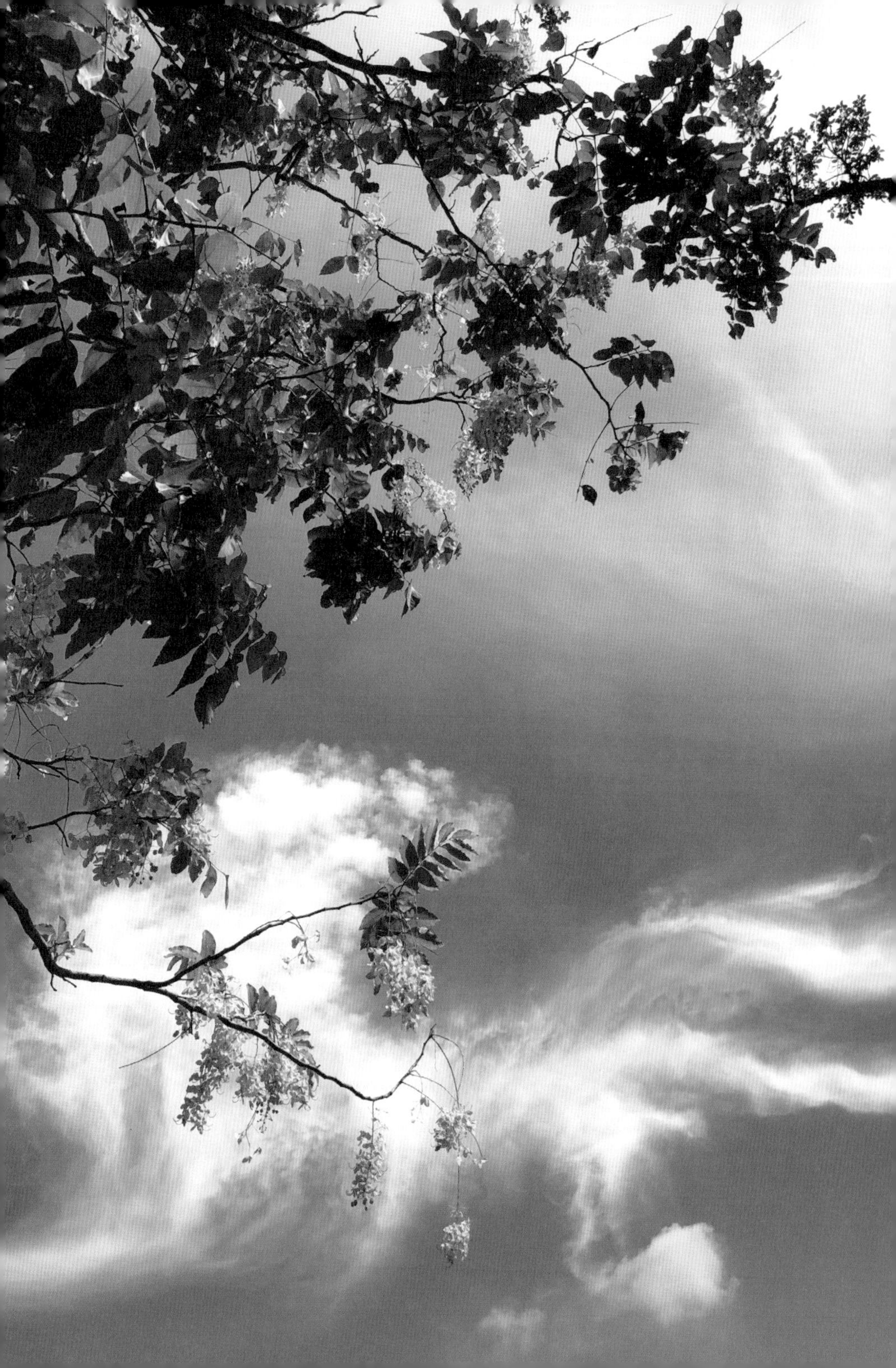

立秋

秋三月，此謂容平，天氣以急，地氣以明。天氣會一直熱到處暑，仍然要多喝水、防中暑。

秋天，走肺經，肺主氣，開竅於鼻，主皮毛，五行屬金，肺與大腸互為表裡。肺經過一整年的運作，剛進入修復期，現在是肺、喉嚨、呼吸道、大腸最弱之時。夏天腠理打開，秋天開始收斂，秋收，有些身體能量散不出去，供輸及釋放不完全時，就在身體產生反應。

咳嗽、喉嚨痛、有些痰、聲音沙啞、鼻子不通、鼻子過敏、鼻蓄膿，多是節氣反應。清晨三點到五點咳嗽或不舒服，是肺經出問題、呼吸道功能不好。

肺主皮毛，現在也會發生皮膚方面的不舒服、長小疹子、起小水泡、發癢、脫皮。肺經與大腸經相關，會有輕微的拉肚子、痔瘡、疝氣、牙齦腫、牙齦起膿包。

肺主氣，肺氣弱時，呼吸則短促、心跳加快，當心臟交換氧氣不夠時，心跳就要多跳幾次，呼吸就會變快、喘，心臟就不舒服、心悸，尤其老人家，症狀更為明顯。

當能量由肌肉（脾）轉到皮膚（肺），能量太大，而通道開始收斂、無法釋放時，肌肉就會痠痛，疹子則是無緣由的發出。

立秋，秋刑，一年循環到長夏結束後，開始準備算帳。過去怎麼照顧身體，在秋天就得到相對的回應。沒照顧好自己的身體，就有很多不舒服會產生。有照顧好身體，就彰顯出來，就覺得身體特別健康、呼吸特別順暢。

秋天，是個豐富多彩的季節。準備進入收割的時候，問問自己有沒有什麼可以收割？準備好了沒？給自己一個簡單的整理。

處暑

是夏秋兩個季節交替的緩衝期，也是夏熱、秋涼氣溫的相爭相戰期。

天氣漸涼，夏熱開始漸緩，但白天有時會比盛夏還炎熱，這種天氣就是「秋老虎」。

暑秋之爭，身體在兩個季節間拉扯，吃不太下、喝不太下，水分流失較多，呼吸道會不舒服，皮膚易垮垮皺皺的，要注意飲食的調和。然天氣熱，早晚會涼，這時容易熱傷風、熱感冒，會咳嗽、打噴嚏、肌肉痠軟無力。

這時節全身容易發癢，多是肺的呼吸太淺、火煬金（肺）。肺氣弱，到達不了末梢時，則出現手指、腳趾發麻、發僵。多深呼吸，吸氣、吐氣長些，讓身體氧氣充足。

火煬金時，咽喉也會不舒服，讓自己的火氣降下來。現在金（肺）生水（腎）比較困難，排便就乾燥、不順暢、泌尿系統不順、頻尿、雙腳浮腫。若脾胃火過旺時，嘴內的薄膜容易破，眼睛不舒服、肌肉痛。

長夏脾胃沒修復好，容易肚子餓，這時更要耐心的、慢慢的吃。土（脾）生金（肺）時，肺與大腸不通暢，吃下去的食物再轉化能量、運化不順時，就會反胃、嘔吐、拉肚子。

處暑，秋乏至，身體會出現莫名的疲憊感，是身體在取得平衡時的一個過渡現象。處數，準備「處分」「數（暑）數」時，沒照顧好自己的身體，會讓原本不舒服的症狀可能更嚴重。

處暑，要數數今年為自己的生命加分了多少？「處」於清算中，還不到秋收結算之時，現在還有彌補改善的空間，感謝還有機會改善，掌握黃金時間，處暑就是生命最美妙的來臨。

白露

二十四節氣中第十五個，也是最美、最浪漫的節氣。爽風涼、白露到，秋天的味道漸濃。秋屬金，金色白，故以白形容秋露。

天氣轉涼，開始出現露水，到了寒露，露水增多，氣溫更低，開始從防暑降溫，逐漸過渡到防寒保暖。

路濕深重，濕氣易上身，寒氣也隨時會入侵，早晚時，不要露手臂，不要打赤腳。一冷一熱落差太大，受到寒涼、鼻子吸入過冷的空氣，也會容易拉肚子或胃不舒服。

秋天，發露，早上起床喉嚨就有黏痰、眼屎，皮膚長疹子、拉肚子，是肺的垃圾在清除、修復中。

進入秋收，開始止、歛，血液管道變小，皮膚開始緊縮，所以皮膚會癢、長疹子或瘤結。身體的濕氣發不出來時，身體會長癬、濕疹，中指和無名指也會冒出疹子。

秋天，肺主氣、主憂慮，不開心的人，則呼吸不順、胸口悶，尤其常癟嘴的人，膝蓋易不舒服。眼睛痠痛、鼻子不通、牙關緊、顏面神經痛、喉嚨痰多、呼吸道不順暢、脖子不舒服，多是氣不通暢。

金（肺）生水（腎），腎主骨。當金給水的能量不夠時，骨頭就不舒服，會痠在骨髓裡，腎氣不足的人，容易口乾、腳踝腫、髖關節也腫痛。

白露，發露。是開始懺悔、發露、反省、檢點，跟自己對話的好時機。如同露水在太陽出來時，就不見了，把問題攤開來，不要隱藏遮掩。現在開始找到解決方案，做爲來年改變的種子。

白露，就是要明明白白、清清楚楚。

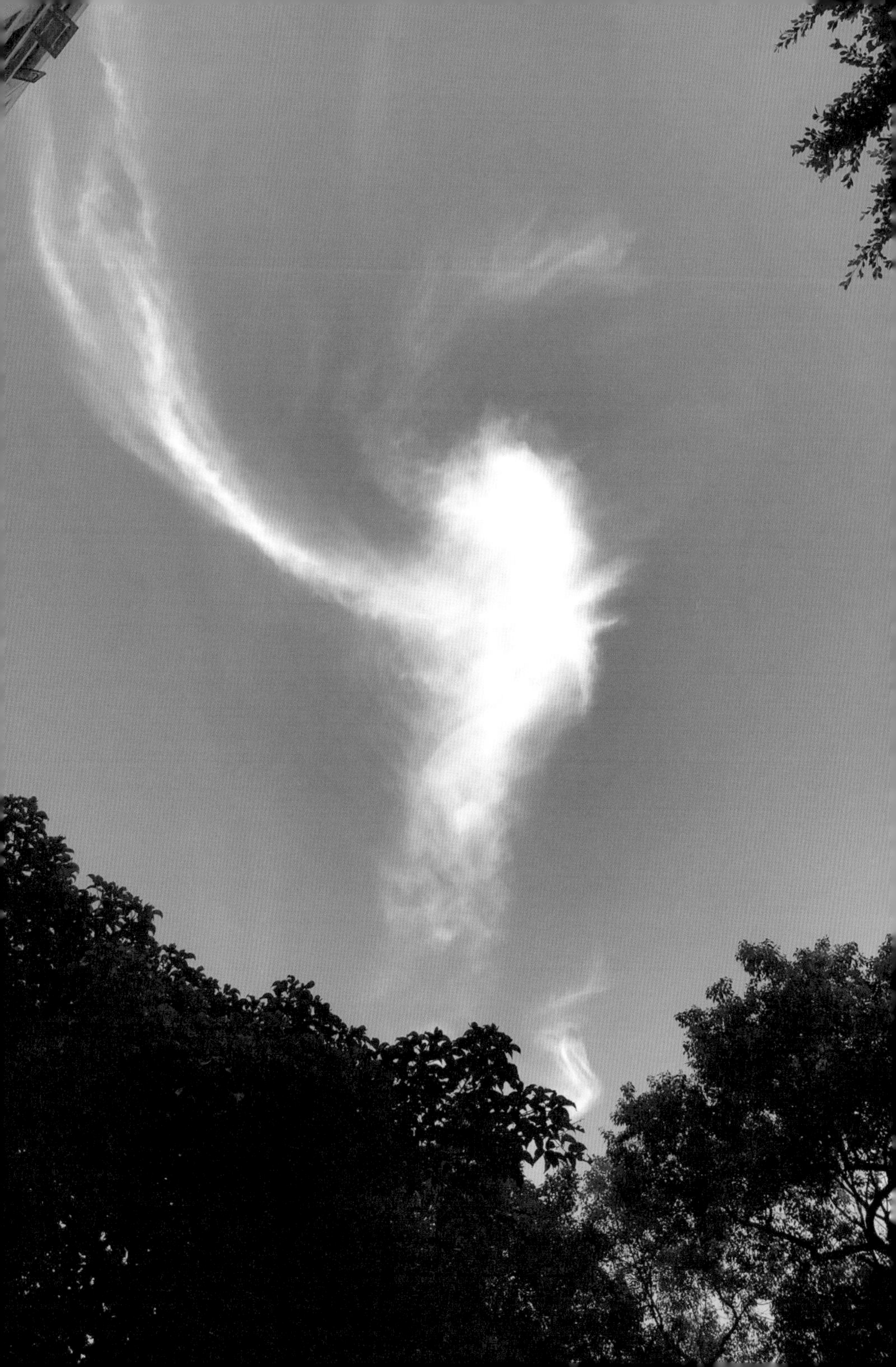

秋分

日夜均長，過此之後，陽氣漸收，陰氣漸長，夜長日短。一次雨、一次涼。金秋，地氣開始肅殺，天氣慢慢涼了。秋天走氣，秋高氣爽，秋天要開心，否則不是「愁」，就是「愀」了。

進入秋分後，大腸經過一整年的運作，要進入維修期，也是大腸最弱的時候。上牙齦痛，是大腸經不順暢，下牙齦痛是肺經出問題，如果都不舒服，則是夏天吃太寒涼，夏季的問題反映到秋天，會在牙齒上首先發生，開始會輕微拉肚子或長疹子、疹塊。扁桃腺發炎、鼻子不通、鼻水逆流，不是過敏，多是身體的調節能力不佳。金秋時的秋燥，會出現糞便乾燥、排便不順暢、不清爽。金（肺）多土（胃）弱時，胃容易不舒服、胃「謅謅」、胃痛、十二指腸潰瘍，多注意胃部保暖。

秋分，金（肺）剋木（肝），尤其是春天沒有把肝養好的人，現在眼睛則容易不舒服、乾、受傷、落枕、脖子筋拐到等。情緒不好、工作太勞累、憂傷、睡前想太多事情的人，多會影響睡眠，睡眠品質不好、不容易入睡或是容易睡過頭。

秋天，腠理正在收，清晨時，身體很容易發癢，尤其是在關節周邊和內側皮膚，這是養分正在整理中，也容易脫皮、皮屑多。舊傷的地方容易收攝不良，會不舒服。

秋分，也是秋決。今年對身體健康與心靈做了些什麼事？在秋收前，先明瞭可以收多少，心才可以「容平」。

秋收，也是分享豐富的時候，將美妙的成果分享，享受豐收的能量，體悟養收之道，讓自己生命更有力量。

寒露

氣溫轉寒，氣溫比白露時更低，地面的露水更冷。夜涼如水，「白露不露身，寒露不露腳」，脖子及腳都要保暖好。

在寒露時，過去受的風寒現在都會發露出來。以前貪涼吃冰、吹冷氣，現在就咳嗽、咳痰、喉嚨發炎、流鼻涕、拉肚子、肩膀痠痛、腰痛、膝蓋及髖骨不舒服。

寒露，寒氣已經來了，秋在「收」時，血管開始收了，在熱脹冷縮時，氣血相對不順。脖子、手指、關節、髖骨、膝蓋、腳氣不順暢時，就會不舒服。皮膚容易有多發性問題，長蕁痲疹、風疹塊、小丘疹。末梢循環不良時，則手腳冰、指頭腫脹、腳踝腫、腳背腫、手腳沒有能量；血液流通不順暢時，很容易發生栓塞性中風、血壓變高、心臟出問題，老人家要特別留意。當頭脖塞住，則會頭痛、偏頭痛或頭暈。深秋，金最旺之時，金剋木，木就斷（木爲肝、眼），眼睛乾澀、痠、眼白紅、流眼淚、看東西霧、疲倦不舒服、早上起床眼睛累。肝主筋，也會筋骨痛，腳的側邊痛、後腳筋痠痛、腳抽筋，都是節氣反應。

氣要足，胃要夠好，肺（金）冷到了、土（脾胃）就受傷。土生不了金，就容易發生氣喘、呼吸急促、肺衰竭等現象。

現在是大腸經的修復期，大腸不好的人就容易牙齦痛、顏面神經抽蓄、嘴邊長帶狀皰疹、鼻子不舒服、鼻竇炎、鼻蓄膿。下氣不足時，易發生疝氣、痔瘡。

寒露，富「含」能量的表「露」出來。在這美妙時間點，把今年的心得，成功與不成功的、好的與不好的、順利的及受挫折的經歷，在得到之後，分享生命所學。

霜降

第十八個節氣，秋天的最後一個節氣。天上寒氣下降，地下水氣上不去，水氣在地下結成霜。

天氣只會越來越冷，有點熱是假象，白天越熱，地氣散發越多，地就越冰；地越冰，人就越容易被地的寒氣感染。

霜降，容易情緒低落「降」到谷底，心情跟著秋天落葉一起蕭瑟，這時憂鬱症、焦慮症、躁鬱症等很容易發作。情緒悲、鬱悶、煩惱、不想說話、情緒多的人，容易髖關節痛、肩胛骨不舒服。

秋末天寒，血管收縮快，在熱到冷的漸次調整過程中，身體末梢會很明顯的不舒服，中指、食指很容易麻到刺痛。血液循環不良，就容易發生栓塞性中風、心肌梗塞。耳朵中風、耳朵痛、耳鳴，也屬於栓塞性中風的一種。

旺金剋木，脾氣越不好，就被修理得越嚴重，則出現眼紅、眼白破、眼睛乾癢、眼睛不舒服。睡眠品質不佳，也是在算帳。

肺爲「百肺之母」，肺弱的人，肺的維修時間長，會持續到霜降，氣喘就容易發作，容易胸悶、心臟不舒服。秋天把肺調養好，一年四季，呼吸順了，心情也好。

霜降之後就是立冬了，腎（水）要準備進場維修之前，腎氣會特別弱，腎氣不足的人，容易口乾、眼眶四周浮腫、膝蓋痠軟、腳踝腫、骨頭痠或腳底生水泡。

霜降，秋末，現在在算總帳，該降臨的處罰或獎勵就要到了。讓心氣降下來，讓心降服、不怨懟，人、我，「雙」霜都「降」服。靜下心、感謝一切的發生，現在是人生中「等候發生」的棧橋、冬藏前的反思。把心靜調適好，接受上蒼的審訂成績。

立冬

冬三月，此謂閉藏。冬天走腎經，腎，主骨髓，主藏精，通於腦，其華在髮，在志為恐。五行腎屬水，五味鹹入腎，五色黑入腎。開竅於耳，與膀胱經互為表裡。腎元，身體的基本。經過一整年的使用，冬天是最弱的時候，腎氣不足時，在外從牙齒、耳朵、脊椎、尾椎、腰、膝、腳踝開始不舒服，在內則是泌尿系統不順。立冬前後三天，會有些身體不舒服的症狀，覺得虛弱、全身沒有力量、容易疲倦、骨頭痠、抽、痛（甚至是痠到骨髓裡）、手肘腫痛、膝蓋腫痛、尾椎痠、睡不著覺、頻尿、牙齒不舒服、心臟蹦蹦亂跳等情況，是節氣影響。

腎主納氣，腎虛導致攝納不足，會張口喘，與肺虛的閉口喘不同。肺為腎之母，腎虛，肺則一定虛，腎主水腎虛時，口舌會乾燥、嘴中沒唾液或喉嚨痛、腳心熱。腎水不足時，肝缺水會頭暈目眩，肝膽有問題的人，更容易不舒服，肺缺水就會乾咳、咳中有血塊。

已經是冬天，就是會冷。在忽冷忽熱轉變的過程中，一不留意就感冒、發燒、不舒服。冷空氣會使肌肉、關節緊繃，使得筋骨關節特別容易痠疼，注意保暖。

早上起床，腳跟痛、腳跟有些小顆粒、結晶，是腳的氣上不去，腎氣不夠。心臟、心血管有問題的人，回血會比較弱，更要留意。

立冬，冬加糸就是「終」，立在終點，終點也是起點。立在終點且有意識的面對起點，就可以選擇自己要的位置。清楚知道要何去何從、做足功課、量力而為，人生的發展方向開始出現，讓自己在生命中悠游前進。

小雪

在易經卦象爲「坤卦」，從小雪到大雪，六爻全陰無陽，爲至陰之時，正當冬藏時期。

小雪期間地氣最低，赤腳踩地，很快就從腳跟一路冷到小腿，而從膝蓋進去的風寒，會涼到腎臟去，到春天可能就會走不動路。

小雪期間冷在脖子，多留意脖子及頭部保暖，頭部主陽氣，在極陰的時候，對頭部的影響會最嚴重。頭部受寒時，則會頭痛、偏頭痛、頭頂痛、頭痛欲裂、臉腫大。

寒風凜冽時，若後腦杓（頸椎）都覺得冷，就容易發生頸部栓塞性中風，向上影響眼睛、耳朵中風，向下導致小腦中風、三叉神經凍受傷。多留意脖子、後腦、膝蓋的保暖，否則就會拉肚子、腰背痛、頭痛、牙齒痛、耳朵痛、肩膀痛。

小雪，「雪」「血」，腎經到脊椎開始進行造血功能，因爲才剛進入修復業，能力有限，身體循環因而變慢，耐心地讓自己身體進入狀況，慢慢的靜下心來行動。

寒冷，血管緊縮，影響血壓。當心急、亢奮時，血壓容易飆高，要留意。氣血虛的人，通常血管已扁，導致呼吸淺、血壓低。

眼血管、腎小管是人體最細的血管。若眼血管塞住或裂掉就會眼睛紅，也是一種微中風，而腎小管若塞住了，就會發生腎臟結石、腎臟病。

經過秋收，進入冬藏，北國已下著大雪，萬物被靄靄白雪遮住了。

在小雪時，要能一雪前恥，知恥，就能找到改變自己的力量，提升生命狀態。讓自己的生命變得更精采、更豐富。經過冬天後，會更亮麗。

大雪

大雪寒梅迎風狂，大雪是氣候開始轉爲一年最寒的節氣，小雪冷在脖子，大雪冷在頭頂。

小雪，是小血管不通暢，大雪，則是大血管不通暢、心血管循環的動脈出問題。冷熱溫差大，腦幹、動脈、心臟就容易出問題。冬季日照短，天氣時常陰冷晦暗，進入憂鬱症多發期。

大雪到冬至前是陽氣最弱的時候，氣血容易打不上來、心臟不好的人要多注意。老人心臟容易休克、腦部栓塞性中風，尤其是有心血管疾病的人，千萬要留意。

心臟蹦蹦亂跳，是血管收縮變小，血液不通暢，血氧到不了全身所致。呼吸不順，是因爲動脈血液循環不良、心臟無力的症狀。

冷熱交替、溫差衝撞、受寒就會頭痛、偏頭痛、頭頂痛、鼻塞、感冒、過敏、痛風、中風、心血管出問題、眼睛中風、耳朵中風、三叉神經凍受傷。

鼠蹊部會痛，痛感往下延伸到膝蓋，是下焦的氣弱。

尾椎痠痛、腳麻，一直麻到腳趾，也多是氣不足、坐骨神經壓迫。鼠蹊部會痛、痛感往下延伸到膝蓋，是下焦氣弱的症狀。

大雪是身體腎氣改善的關鍵。

一年來到最末期，是人的氣力耗到最弱時，很多人臉上都寫著「我很累」，讓自己在前進的過程中「如臨深淵，如履薄冰」，用戰戰兢兢的態度來面對自己。該休息就休息，熬夜會傷到腎元。

大雪，沉冤得雪，身體的冤屈，現在慢慢浮現出來告你的狀。

大雪到冬至，是最後一段反省、檢點、修正自己的時間，現在要讓自己知道，原來一直這樣冤枉生命。

冬至

「一陽生」，一元復始，萬象更新。是陰消陽長轉化的關鍵節氣，也是陽氣逐漸旺盛的開始。冬至日，氣溫還不是最低的時候，冬至過後，氣溫在一段時間內會繼續下降。

冬至後走膀胱經，膀胱經主導陽氣，由腳下往上、一直入腦，現在頭頂痛、頭脹痛、多是膀胱經塞住。脹痛的部位會循著膀胱經跑來跑去。腎元不足的人容易頭痛、頭暈、血壓低、掉頭髮。腎臟一冷就重，一重就往下壓到坐骨神經，就會腰痠、背痛、腳麻。腳冷、末梢循環不良，是心臟力量不強導致。不要一冷一熱落差太大，受到寒涼、鼻子吸入過冷的空氣、肚子沒有保暖時，就會拉肚子或胃不舒服。

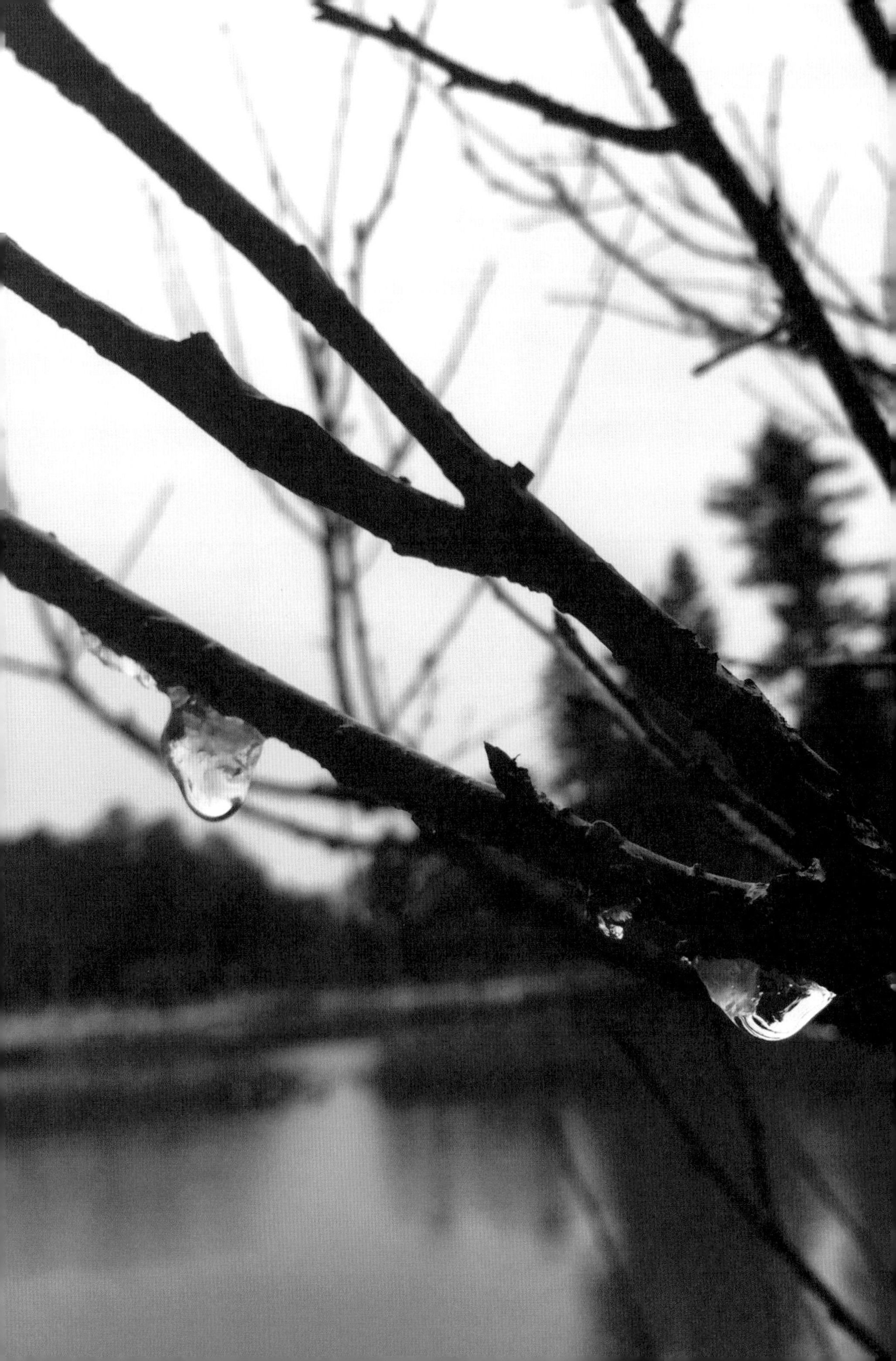

膝蓋，脖子及後腦一著涼，也容易拉肚子、腰背痛、頸脖不舒服、頭痛。天氣冷時，若覺得眼睛特別刺痛，要多留意，慎防眼睛中風。眼睛血管最細微，很容易裂掉或阻塞。冬至前是陽氣最弱的時候，氣血打不上來、心臟不好的人要多注意。至陰之時，對頭部的影響會最嚴重，腎元不足的人容易頭痛、頭暈、血壓低、掉頭髮等。

冬至是個結算，終於劃上句點了。湯圓代表圓滿、收圓，讓所有事情圓滿進行，劃上一個「圓滿的圓圈」。冬至歸零之後，又是一個重新的開始，一切事情開始啓動，好的運氣、好的機會開始來，否極泰來。冬至，終點也是起點。冬藏之後，就要春生，生命的目標、來年的種子、心田中想要種的德是不是已經準備好了？開始讓自己思考。

小寒

能量從雪中釋放出來，雪開始融化後才會特別冷。地氣冰凍，但此時寒氣只釋出一點點，還沒完全釋放。

氣血運行「遇寒則凝」，血液到腦部的速度變慢，人的反應也會變慢，如果流通不良，就容易引發高血壓、栓塞性中風、心臟出問題。

冬天寒冷，血管會沉、較扁、較窄，會讓血壓偏高，也會使身體耗能及心臟耗氧量增加、負荷加重。

小寒，是膀胱經進廠維修的最弱期，不喝水、不上廁所、又都待在室內（空氣流通不佳），身體很容易出問題。膀胱經相當於垃圾車的清潔大隊，髒東西排不掉時，容易耳鳴、耳聾、中耳炎、外耳道炎、腮腺炎、頸脖硬、肩頸痛、目赤流淚、目黃。

膀胱經不通暢，水氣打不到頭頂上、垃圾水沒帶走時，臉就會變黑、不光亮。

冬至過後，開始準備要生木，肝屬木，水不足就會乾澀。眼睛也容易乾澀不舒服、筋骨僵硬、髖骨痛、大腿側邊的膽經緊硬。現在免疫力有問題，多發生在頭部、頭部淋巴結腫大。

未經一番寒徹骨，焉得寒梅撲鼻香。小寒，天氣的變化是一回事，心態是最重要的關鍵。人要「寒」，是要讓自己有所警醒、警惕！「心寒」在心裡，不要現在開始就志得意滿，要更激勵自己謹慎地去行持。

大寒

一年的第二十四個節氣，就要結束了，代表一個收圓。今年到此為止，歸零，都還回去，立春就重新開始展現。

天氣寒冷，心情容易鬱悶，尤其接近一年即將結束收穫之際，對照別人的豐收，如果自覺若有所失，就會讓心情處在不愉快、不開心的氛圍中，自己就越藏越深。

冬天走腎經時，若這段時間腎沒有修復好、沒有恢復元氣，是腎臟病的高發期。肺為腎之母，腎虛，肺一定也虛。這個節氣，腎臟不好的人，就會從腎影響肺，肺影響心，心肺功能出問題就麻煩，現在是肺積水的高發期。

腎水不足，虛火上升，經常就會覺得口渴、口乾舌燥、嘴中沒唾液、喉嚨痛、頭昏眼花，脖子覺得硬硬緊緊的，是節氣影響。

天氣起起伏伏，血管一下子張大、一下子又縮小，血液流通不良，很容易栓寒性中風、血壓變高、心臟出問題、容易累、手腳舉不起來。

皮膚癢、頭癢、耳朵癢、腳趾癢、局部癢、全身癢，是天氣乾冷所影響的常態。

大寒，一年最後的節氣，美妙的劃下句點。感恩這一年裡所有的經歷與擁有，大寒，大還，是上天把成績單還給你的時候。努力的、好的還你，壞的也還給你。

大寒，大含，能夠包含，所有事情含在其中去完成結束。在立春前完成，這一年就是個好的結束了。

國家圖書館出版品預行編目資料

舞初心：曹金鈴返璞收圓的人生／曹金鈴 著.
-- 初版. -- 臺北市：圓神，2018.11
208 面；14.8×20.8 公分. --（圓神文叢；239）
ISBN 978-986-133-668-8（平裝）

1.健身操 2.健康法

411.711　　107016113

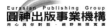

Eurasian Publishing Group
圓神出版事業機構
用心與你對話・視野無限寬廣
圓神出版社
Eurasian Press

www.booklife.com.tw　　reader@mail.eurasian.com.tw

圓神文叢 239

舞初心：曹金鈴返璞收圓的人生

作　　者／曹金鈴
平面攝影／姜幸宜、趙康遠
動態攝影／許敏君
動作示範／曹婷婷、曹晶晶
發 行 人／簡志忠
出 版 者／圓神出版社有限公司
地　　址／台北市南京東路四段50號6樓之1
電　　話／（02）2579-6600・2579-8800・2570-3939
傳　　真／（02）2579-0338・2577-3220・2570-3636
總 編 輯／陳秋月
主　　編／吳靜怡
責任編輯／歐玟秀
校　　對／歐玟秀・林振宏
美術編輯／林韋伶
行銷企畫／詹怡慧
印務統籌／劉鳳剛・高榮祥
監　　印／高榮祥
排　　版／陳采淇
經 銷 商／叩應股份有限公司
郵撥帳號／18707239
法律顧問／圓神出版事業機構法律顧問　蕭雄淋律師
印　　刷／祥峰印刷廠
2018年11月 初版

定價 320 元　　ISBN 978-986-133-668-8

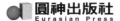